Schön und schlank mit Trennkost

Sonja Carlsson

Schön und schlank mit
Trennkost

Das
erfolgreiche
Wohlfühl-
programm

Urania

I

Zum Thema »Gesunde Ernährung« sind im
URANIA VERLAG erschienen:

Die Schlankformel: Weniger Fett – mehr Vitalstoffe
(Nr. 565)

Der Diät-Kompaß (Nr. 572)

Die neue große Tabelle der Kalorien und
Nährstoffe (Nr. 578)

Die richtige Ernährung für Ihr Baby (Nr. 576)

Abkürzungen:

EL	= Eßlöffel
TL	= Teelöffel
Msp.	= Messerspitze
TK -	= Tiefkühl-
l	= Liter
ml	= Milliliter
kg	= Kilogramm
g	= Gramm
kcal	= Kilokalorien
ca.	= circa
Min.	= Minute
Std.	= Stunde
°C	= Grad Celsius
F. i. Tr.	= Fett in der Trockenmasse

Die Deutsche Bibliothek – CIP-Einheitsaufnahme

Carlsson, Sonja
**Schön und schlank mit Trennkost : Das erfolgreiche
Wohlfühlprogramm/**
Sonja Carlsson. – Orig.-Ausg. –
Berlin: URANIA, 1996
 ISBN 3-332-00573-1
NE: Carlsson, Sonja

Redaktion: Dr. Reitter & Partner Verlag GmbH,
85591 Vaterstetten
Umschlaggestaltung und Layout: Steinkaemper/Lohmann,
Visuelle Kommunikaion, 86859 Igling
Titelbild: Informationsbüro Sojaöl, Hamburg
Abbildungen: S. 10: BASICA/Institut für Sporternährung,
Bad Nauheim;
S. 12: Institut für Sporternährung, Bad Nauheim
Produktion: Dr. Reitter & Partner Verlag GmbH,
85591 Vaterstetten
Druck: Westermann-Druck, Zwickau

Originalausgabe
ISBN 3 332 00573 1

Inhalt

Mit Trennkost abnehmen

Die Deutschen (und nicht nur sie!) leben trotz bester Versorgungslage ungesund, ein großer Teil der Bevölkerung ist sowohl über- als auch fehlernährt. Fast scheint es, daß wir uns umso schlechter ernähren, je besser es uns in wirtschaftlicher Hinsicht geht, und daß wir mit unserem Nahrungsüberfluß nicht richtig umgehen können. Da uns heute viel mehr zur Verfügung steht, als wir für das Sattwerden benötigen, hat Essen eine völlig andere Bedeutung: Essen spielt eine wichtige Rolle im gesellschaftlichen und kulturellen Bereich, es wird zum Ausdruck von Wohlstand, Freude und Lust. Dann besteht die Gefahr der Konsumsucht und der Überernährung. Die normalen Signale für Hunger und Sättigung werden überspielt vom Gefühl des Appetits, das Verlangen nach Nahrung entwickelt sich zur Eßlust und drückt sich schließlich auch in der Bewältigung seelischer Konflikte aus: Wir essen aus sozialer und kultureller Verpflichtung heraus (Feste, Einladungen), aus Frust, Trauer und Wut. Essen tröstet, macht Freude und stillt ganz nebenbei auch unser primäres Bedürfnis, den Hunger. Unser riesiges Nahrungsangebot und unser Wohlstand sind zweifellos mitschuld daran, daß der Mensch verlernt hat, auf seine Hunger- und Sättigungssignale zu hören. Dadurch können sich Überernährung und die daraus resultierenden Krankheiten immer weiter verbreiten. Hinzu kommt Bewegungsmangel durch überwiegend »sitzende Berufstätigkeiten« und ein niedrigerer Energiebedarf.

Zusammenfassend kann man die Ernährungssituation der Deutschen (aber auch der anderen Europäer) wie folgt beschreiben: Wir essen zuviel, zu viel Eiweiß, zu viel Fett (beides ist vor allem in tierischen Erzeugnissen enthalten), zu viel Süßes, und wir trinken zu viel Alkohol. Dem gegenüber steht ein Zuwenig an Pflanzenkost, an komplexen Kohlenhydraten und Ballaststoffen. An diesem Phänomen, das sich bei uns schon in den Wirtschaftswunderjahren bemerkbar machte, setzt die Trennkost an. Denn Übergewicht und die sogenannten Zivilisationskrankheiten entwickeln sich aus einer falschen Nahrungszusammensetzung heraus, die überwiegend auf falschen Eßgewohnheiten basiert.

Übergewicht ist ein Volksübel

Gut ein Drittel (40 Prozent) der Deutschen ist übergewichtig, wobei Übergewicht im Alter deutlich häufiger anzutreffen ist als bei Jugendlichen. Dennoch besteht bereits bei unseren Kindern und Jugendlichen Grund zur Besorgnis, denn bei ihnen nimmt Übergewicht seit Jahren zu, auch lassen sich Anzeichen für ernährungsbedingte Krankheiten (hohe Blutfettwerte, hoher Blutdruck) zunehmend schon bei Kindern feststellen. Meist werden aus dicken Kindern dicke Erwachsene, dicke Erwachsene haben dann nicht selten dicke Kinder. Der Grund dafür liegt einerseits an der genetischen Veranlagung, denn die Anzahl der Fettzellen wird vererbt. Das größere Problem für die Ausprägung von Übergewicht sind aber die falschen Eßgewohnheiten und die falsche Nahrungszusammensetzung, die oft von Generation zu Generation weitergereicht werden.

Diät – Vorsicht Falle!

Übergewicht ist nicht nur ein ästhetisches Problem, es bedroht massiv die Gesundheit: Es ist ein Risikofaktor für Diabetes, hohen Blutdruck, hohe Blutfettwerte und für Gicht. Außerdem verschlimmert Übergewicht bereits bestehende Krankheiten, insbesondere rheumatische Erkrankungen. Ganz zu schweigen vom seelischen Druck und vom Frust, der auf das Konto der Pfunde geht. Die Statur jedes Menschen ist genetisch festgelegt: Eine breite oder schmale Taille, breite oder schmale Hüften, groß und schlank oder kurz und gedrungen, diese Körpermerkmale vermag keine Diät zu korrigieren, hier kann höchstens gezielter Sport helfen, die Proportionen ein bißchen zu verbessern. Auch das Körpergewicht (Set-Point) sowie die Anzahl und die Verteilung der Fettzellen bekommen wir mit unseren Genen in die Wiege gelegt. Wer viele hat, neigt zum Dickwerden, er muß es aber nicht. Ausschlaggebend dafür ist noch, wie viele Kalorien wir zu uns nehmen. Dicke Eltern zu haben, bedeutet also nicht zwangsläufig, selbst einmal dick zu werden, obgleich es oft so ist. Voraussetzung ist, schon möglichst frühzeitig ein richtiges Eßverhalten zu erlernen. Denn Übergewicht entsteht hauptsächlich durch eine falsche Ernährungserziehung in der Familie. Immer wieder liest man von »guten und schlechten Futterverwertern«. Gute Futterverwerter setzen leicht Speck an, schlechte können essen, was und wieviel sie wollen, und werden nicht dick. Schuld an diesem Phänomen ist die Aktivität des Stoffwechsels, die individuell sehr verschieden ist.

In unserer Ernährung kommen pflanzliche Nahrungsmittel deutlich zu kurz. Viele ernährungsbedingte Krankheiten hängen mit einer fleischlastigen Kost zusammen. Auch Übergewicht hat seine Ursachen in der falschen Nahrungszusammensetzung.

Bei den einen werden die überschüssigen Kalorien als Fett deponiert, bei den anderen in Wärme umgesetzt und/oder verstärkt bei den Stoffwechselabläufen im Körper verbraucht. Von den vielen Faktoren, die letztendlich das Körpergewicht und die Figur beeinflussen, haben wir aber die zwei entscheidenden selbst in der Hand: die Ernährung und die Bewegung. Beide zusammen ergeben die einzige Möglichkeit, auf natürliche Weise das Körpergewicht zu korrigieren.

Licht im Diätdschungel: Trennkost nach Dr. Hay

Viele Übergewichtige sind nicht selten regelrecht »diätgeschädigt«, weil sie in ihrer Verzweiflung schon viele Kuren erfolglos ausprobiert haben. Umso verblüffender ist oft bei ehemals »Dicken« die Begeisterung für die Trennkost nach Dr. Hay: Viele haben durch ihr eigenes Übergewicht seine Trennkost kennengelernt und damit nicht nur ihr Wunschgewicht erreicht, sondern ein völlig neues Eßverhalten gelernt. Damit halten sie nicht nur ihr Gewicht, sondern haben auch ein neues Lebensgefühl gewonnen, das sich ausdrückt in positiver Denkweise, in innerer Ausgeglichenheit, einem Gefühl des »Sich-selber-Mögens« und der Akzeptanz des eigenen Körpers. Belastungs- und Streßsituationen können

besser bewältigt werden, denn das Selbstwertgefühl wird gestärkt. Erstaunlich ist vor allem die Langzeitwirkung der Trennkost und der Lerneffekt in der Ernährungsweise. Trennkost-Anhänger befassen sich intensiv mit Ernährungslehre und wissen – obwohl sie Laien sind – sehr viel über gesunde Ernährung.

Die Haysche Trennkost ist keine einseitige Kost, sondern sie basiert auf den Regeln der Vollwerternährung. Durch die Zusammensetzung der Mahlzeiten wird nach einiger Zeit Kalorienzählen überflüssig. Damit ist eine Trennkost-Diät nicht nur sättigend und abwechslungsreich, sondern vor allem auch streßfrei. Für jeden bleibt genug Spielraum für eigene Vorlieben, drastische Verbote gibt es nicht. Abnehmen mit der Hayschen Trennkost ist einfach, schmackhaft und zeigt jedem Diätwilligen den richtigen Weg zu einer gesunden, kaloriengerechten und vollwertigen Dauerernährung. Dabei verliert man nicht nur Pfunde, sondern gewinnt an allgemeinem Wohlbefinden, an Lebensfreude und an neuem Schwung. Und weil Schönheit von innen kommt und innerere Zufriedenheit sowie die eigene Akzeptanz des Körpers sich in der Ausstrahlung niederschlagen, wirkt eine Trennkost-Diät stets auch wie eine kleine Schönheitskur, die jeder ganz leicht selbst durchführen kann.

Übergewicht ist ein wahres Volksübel. Zwar gibt es eine gewisse Veranlagung für die Neigung zum Übergewicht, für die Ausprägung ist aber jeder selbst verantwortlich. Schuld ist letztendlich ein falsches Eßverhalten und zu wenig Bewegung.

Entstehung und Prinzipien der Trennkost

Die Trennkost-Lehre stammt aus Amerika und wurde vom amerikanischen Arzt Dr. Howard Hay (1866 bis 1940) begründet. Dr. Hay litt an einer als unheilbar eingestuften Nierenkrankheit und galt bei seinen Arztkollegen bereits als Todeskandidat, als er begann, seine Ernährung genau unter die Lupe zu nehmen. Er befaßte sich intensiv mit Ernährungsliteratur, insbesondere studierte er Bücher zur Ernährungs- und Lebensweise von Naturvölkern. Hay erkannte schnell, daß ein Zusammenhang bestehen muß zwischen der ursprünglichen Ernährung von Naturvölkern und dem Fehlen zahlreicher Krankheiten wie beispielsweise Diabetes, Gicht, Bluthochdruck, Darmverstopfung und Zahnkaries. Bedacht auf sein eigenes Leiden, stellte er seine Ernährung völlig um und verzehrte nur noch natürliche Nahrungsmittel. Außerdem aß er nur soviel, wie er wirklich brauchte. Seine Krankheit besserte sich zusehends, auch erlangte Hay seine Arbeitskraft zurück. Schließlich war er völlig geheilt, was seine Kollegen kaum glauben konnten. Hay vertiefte sich weiter in die Ernährung und in die Verdauungsphysiologie der Nährstoffe. Er versuchte, eine gewisse Ordnung in die Nahrung zu bringen und damit auch die Stoffwechselvorgänge zu ordnen. Seine Beobachtungen führten ihn schließlich zum Prinzip der Trennkost. Es hat drei Säulen.

Die drei Säulen der Trennkost

1. Die Vollwertkost
2. Das Säure-Basen-Gleichgewicht
3. Die chemischen Verdauungsgesetze

Die Vollwertkost

Die Trennkost basiert auf den Regeln der Vollwerternährung, die alle gesunden und vollwertigen Nahrungsmittel erlaubt. Die Frische der Nahrung steht im Vordergrund. Konserven, künstliche Nahrungsmittel (z. B. Limonaden, Colagetränke, Süßstoffe) und Fertigprodukte werden abgelehnt. Allein diese Basis garantiert, daß Trennkost ausgewogen und bedarfsgerecht gestaltet werden kann. Nährstoffengpässe können ausgeschlossen werden, die Kost sättigt gut und bietet viel Abwechslung. Ein Trennkost-Programm kann natürlich auch als Schlankheitskur durchgeführt werden, denn eine Gewichtsabnahme ist mit Trennkost ganz einfach. Viele Frauen mit Gewichtsproblemen haben mit Trennkost erfolgreich

Viele Fotomodelle und Schauspielerinnen schwören auf die Trennkost, um sich ihre schlanke Figur zu bewahren. Denn Trennkost macht satt und hält fit, und das ist für Berufstatige besonders wichtig.

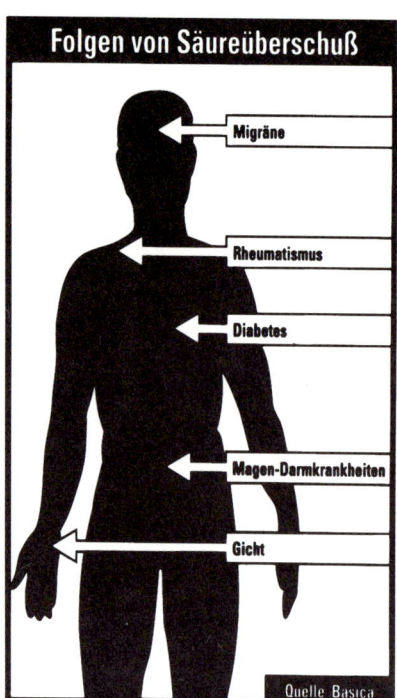

Folgen von Säureüberschuß

Migräne

Rheumatismus

Diabetes

Magen-Darmkrankheiten

Gicht

Quelle Basica

Eine Reihe von sogenannten Zivilisationskrankheiten sind das Resultat von einem Säureüberschuß in unserer Nahrung

Säuren und Basen, die über den Blutweg zu den Nieren transportiert werden und ausgeschieden werden müssen. Der Körper ist bestrebt, zwischen Säuren und Basen ein Gleichgewicht herzustellen und besitzt hierfür eigene Puffersysteme im Blut, in der Lunge und in den Nieren. Säure- und Basenüberschüsse lassen sich hiermit bis zu einem gewissen Grad ausgleichen, ohne daß der Körper Schaden nimmt. Dr. Hay erkannte ganz richtig, daß die Ernährung der westlichen Industriestaaten bestimmt wird von den »konzentrierten« Nahrungsmitteln: Sie ist zu eiweißreich und fleischlastig, es werden zuviel Zucker und Fertigprodukte verzehrt, der Verzehr an Pflanzenkost dagegen ist zu niedrig. Die Nahrung ist damit »säureüberschüssig«, die pflanzlichen Basenbildner in der Kost reichen nicht aus, um die sauren Stoffwechsel-Endprodukte zu neutralisieren. Das Puffersystem wird überstrapaziert, so daß sich Säuren im Körper anhäufen und sich ernährungsbedingte Krankheiten manifestieren können. Bei einer Verschiebung der Nahrungsmittelschwerpunkte auf Obst und Gemüse dagegen pendelt sich das Gleichgewicht wieder ein. Hay fordert deshalb, den Anteil an mineralstoffreicher Pflanzenkost zu erhöhen und die Fleischportionen kleiner zu halten. Er plädiert für ein Säure-Basen-Verhältnis von 20 % zu

abgenommen und schwören auf die Wirkung des Hayschen Prinzips. Wichtig ist allerdings, nach der Kur weiterhin bestimmte Regeln zu beachten, um nicht wieder zuzunehmen.

Das Säure-Basen-Gleichgewicht

Aus den Nahrungsmitteln wird nicht nur Energie gewonnen, sondern bei ihrem Abbau entstehen auch Stoffwechsel-Endprodukte, die oft als »Körperschlacken« bezeichnet werden. Es sind

80 %, was in der Küchenpraxis beispielsweise bedeutet, 100 g Fleisch mit 400 g Gemüse zu kombinieren. Auch werden in seiner Kostform eiweiß- und kohlenhydratreiche Nahrungsmittel getrennt verzehrt, weil beide stark säurebildend sind. Jede dieser Nahrungsmittelgruppen wird allerdings mit reichlich Salat und Gemüse ergänzt, die basisch wirken und den nötigen Ausgleich schaffen können. Auch frisches Obst wird in größeren Mengen empfohlen.

Zu den säureüberschüssigen Nahrungsmitteln zählen alle konzentrierten Produkte, die reich an Eiweiß, Kohlenhydraten (Zucker, Stärke) und Fett sind, aber relativ wenig Wasser und Mineralstoffe enthalten. Basenbildner sind Gemüse, Salat, Obst und einige Mineralwässer.

Innerhalb der Lebensmittel aus beiden Kategorien gibt es feine Differenzierungen im Grad der Säurebildung. Am stärksten säurebildend wirken Fleisch, Fisch und Eier. Fette, Öle und Produkte mit komplexen Kohlenhydraten (Getreideprodukte, Kartoffeln) sind etwas schwächer säurebildend. Süßigkeiten und zuckerreiche Produkte (Naschwerk, Konfitüre, Honig) dagegen sind wiederum stark säureüberschüssig, denn sie enthalten fast keine Mineralstoffe, die die Säuren neutralisieren können. Für den Laien ist es schwer, säure- und basenüberschüssige

Nahrungsmittel richtig einzuschätzen, auch das Verständnis der stoffwechselspezifischen und der diätetischen Zusammenhänge ist für den Laien kompliziert. Fest steht aber eindeutig, daß die Ernährung der westlichen Industrieländer säureüberschüssig ist, weil sie zu viele konzentrierte Nahrungsmittel (vor allem tierische) und zu wenig pflanzliche Produkte enthält.

Die chemischen Verdauungsgesetze

Die Trennung von Kohlenhydraten und Eiweißen beruht auch auf Hays Erfahrungen zur Nährstoffverdauung: Seiner Ansicht nach werden Kohlenhydrate an anderen Stellen des Magen-Darm-Systems verdaut als Eiweiß. Jeder

Die Trennkost ist pflanzenbetont. Gemüse, Salat und Obst sollten möglichst frisch und unbehandelt auf den Tisch kommen.

Säurebildende Nahrungsmittel	Basenbildende Nahrungsmittel
Fleisch, Fisch, Geflügel	Gemüse
Eier	Obst
Käse, Quark	Kräuter
Getreideprodukte	Milch
Kartoffeln	hydrogencarbonatreiche,
Nüsse	kohlensäurearme Wässer
Fette und Öle	
Zucker, Honig und Süßigkeiten	

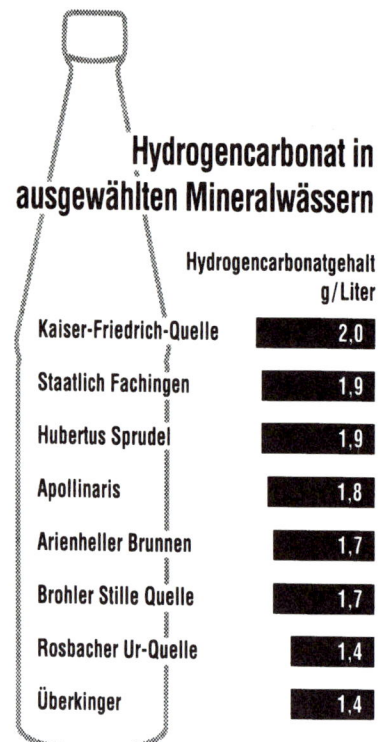

Hydrogencarbonat in ausgewählten Mineralwässern

	Hydrogencarbonatgehalt g/Liter
Kaiser-Friedrich-Quelle	2,0
Staatlich Fachingen	1,9
Hubertus Sprudel	1,9
Apollinaris	1,8
Arienheller Brunnen	1,7
Brohler Stille Quelle	1,7
Rosbacher Ur-Quelle	1,4
Überkinger	1,4

Säurebildende Nahrungsmittel sollten mit basenbildenden kombiniert werden. Den Ausgleich zu den Säurebildnern schaffen reichlich Gemüse, Salat, Obst und Milch.

eiweißreiche Nahrungsmittel möglichst vormittags bis 14.00 Uhr verzehrt werden sollten, später nur noch kohlenhydratreiche Mahlzeiten. Aufgrund seiner Beobachtungen teilte Dr. Hay unsere Nahrungsmittel in drei Kategorien ein.

Nahrungsmittel nach Dr. Hay
1. Eiweißgruppe
2. Kohlenhydratgruppe
3. Neutrale Gruppe

Produkte aus der Eiweißgruppe dürfen innerhalb einer Mahlzeit nicht mit denen aus der Kohlenhydratgruppe gegessen werden. Nahrungsmittel aus der neutralen Gruppe dagegen dürfen mit den beiden anderen kombiniert werden. Wie dies in der Praxis aussieht, stelle ich Ihnen anhand des Trennungs- und des Mengenplans auf den Seiten 15–19 vor.

Entsprechend des Vollwertprinzips gibt es auch eine Nahrungsmittelgruppe, die man möglichst meiden sollte. Mehr hierzu finden Sie auf Seite 17.

Mit Trennkost zu einem neuen Lebensgefühl

Mein spezielles 7-Tage-Trennkost-Programm führt Sie zu Ihrem ersten Abspeckerfolg, der Sie dazu ermutigen

Verdauungsprozeß erfordert ein bestimmtes Milieu. Um optimal abzulaufen, müßten kohlenhydrat- und eiweißreiche Nahrungsmittel zeitlich getrennt voneinander gegessen werden, weil die Verdauung des einen Nährstoffs die des anderen beeinträchtigen würde. Eine solche Trennung würde die Verdauungsprozesse ordnen und den Stoffwechsel entlasten. Diese Überlegungen führten Dr. Hay zum Trennungplan und zu einer bestimmten Mahlzeitenverteilung, die beinhaltet, daß

sollte, weitere 21 Tage nach den Hay-schen Regeln zu essen, um Ihr Gewicht zu stabilisieren und die Trennkost zu vertiefen. Führen Sie also den 21-Tage-Baukastenplan weiter. Betrachten Sie die Ernährungsvorschläge als Wegweiser zu einer gesünderen Ernährung und zu einer dauerhaft schlanken Figur, mit der Sie sich wohlfühlen. Sie gewinnen an Lebensfreude, an Selbstbewußtsein und an innerer Zufriedenheit. Diätfrust, wie Sie ihn vielleicht mit anderen Diäten erlebt haben, brauchen Sie nicht zu befürchten, denn Sie können durch die Trennkost eine Ernährungsumstellung erlernen, die Ihnen Ihre gute Figur bewahrt. Stecken Sie sich auch bitte kein unrealistisches Abspeckziel, sondern lassen Sie die ersten sieben schmackhaften Trennkost-Diättage einfach auf sich zukommen. Während dieser 7-Tagesplan strikt eingehalten werden sollte, ist der 21-Tage-Trennungkostplan als Vorschlag zu sehen. Sie können die Mahlzeiten im Rahmen der Hayschen Regeln beliebig gegeneinander austauschen. Lediglich die Kalorien sollten sie im Auge behalten. So können Sie auch länger nach den Regeln der Trennkost essen – und sicherlich fallen Ihnen auch nach dem Studieren des Trennungsplans selbst genügend Rezepte ein, die Ihren Speisezettel bereichern können. Nutzen Sie das Angebot an frischem Gemüse!

Das Ende der Traumfigur – der »Jo-Jo-Effekt«

Wer erfolgreich abgenommen hat, sollte sich seine gute Figur bewahren. Meist fällt man aber nach einer Diät heißhungrig in seinen alten Ernährungstrott zurück mit dem Ergebnis, daß man schlagartig wieder zunimmt und das Gewebe schwabbeliger wird als zuvor. Es folgt die nächste Diät – und der nächste Rückfall! Schließlich wird der Betroffene trotz vieler Diäten immer dicker. Dieses Rauf und Runter des Gewichts nennt man »Jo-Jo-Effekt«. Nach einer Diät ist der Körper auf eine entsprechend niedrige Energiezufuhr eingestellt. Die Fettzellen, die wir zeitlebens behalten, sind geschrumpft, der Körper hat abgespeckt. Essen wir nun soviel wie vorher, füllen sich die Fettzellen sofort wieder, und wir nehmen zu. Je mehr Diäten man hinter sich hat, desto schneller summieren sich die Pfunde und um so schlimmer wird der Diätfrust! Am sinnvollsten ist es deshalb, einmal eine vernünftige Diät bis zum Ende durchzuhalten und dabei ein neues Eßverhalten zu erlernen, um so auf lange Sicht das Gewicht zu stabilisieren. Dabei kann Ihnen die Haysche Trennkost helfen, denn sie ist ein geeigneter Einstieg in eine gesunde und vollwertige Dauerernährung. Ob Sie nach der Diät weiter-

Am besten probieren Sie selbst erst einmal aus, wie Sie mit der zeitlichen Trennung zurechtkommen, denn es bestehen durchaus individuelle Unterschiede in der Bekömmlichkeit der Gerichte.

hin »getrennt« essen oder einfach nur kalorienbewußt, pflanzenbetont und vollwertig kochen, bleibt Ihnen überlassen. Beobachten Sie aber Ihr Gewicht, wiegen Sie sich regelmäßig, am besten jeden Morgen vor dem Frühstück. Wenn Sie nach einigen Wochen Ihr Gewicht stabilisiert haben und sich auch Ihre neue, vollwertige Ernährungsweise »eingespielt« hat, können Sie Ihre Waage bald vergessen. Eine Gewichtskontrolle hin und wieder dürfte dann ausreichen. Orientieren Sie sich lieber an Ihrem Spiegelbild und an Ihrem Wohlbefinden. Übertreiben Sie das Kalorienzählen nicht, und sehen Sie geringfügige Gewichtsschwankungen nicht allzu verbissen. Es kommt auf Ihre innere Einstellung zur Ernährung an und auf Ihre Lebensweise. Vergessen Sie die Bewegung nicht, und denken sie stets positiv. Ganzheitlich eben – denn auch die Psyche muß verstärkt in unsere Denkweise einbezogen werden. Zufriedenheit von innen spiegelt sich in Ihrem Wesen wider!

Es gelten auch nach der Trennkost-Diät die gleichen Ernährungsgrundregeln wie während der Kur: Bei der Nahrungsauswahl sollten fettarme Produkte bevorzugt werden, die Nahrung muß gut sättigen und dabei leicht sein.

Wieviel können Sie abnehmen?

Die Tagespläne eines 7-Tage-Programms sind so gestaltet, daß Sie täglich nicht mehr als rund 1200 kcal zu sich nehmen. Ausgehend von einem Energiebedarf von 2200 kcal pro Tag (für Frauen mit leichter Tätigkeit) sparen Sie pro Woche 7000 kcal ein. Das entspricht einem Verlust an Fettgewebe (ohne Wasser!) von 1 Kilogramm pro Woche. Wenn Sie täglich etwas Sport treiben oder sich körperlich mehr betätigen (z. B. Gartenarbeit, Treppensteigen, Radfahren), werden Sie mehr abnehmen. Wenn Sie allerdings normalerweise viel mehr als 2200 kcal zu sich nehmen, sparen Sie auch mehr Kalorien. Je höher Ihr Übergewicht, desto schneller und desto mehr nehmen Sie ab. Doch Vorsicht: Anfangs besteht der Gewichtsverlust überwiegend aus Wasser, ran an den Speck geht es erst ab dem vierten Diättag.

Der Gewichtsverlust, der zu Beginn der Kur recht beträchtlich sein kann, setzt sich allerdings nicht im gleichen Maße fort. Der Körper stellt sich rasch auf »Sparflamme« ein und kommt mit weniger Energie aus. Führen Sie deshalb nach der 7-Tage-Diät unbedingt das 21-Tage-Programm durch. Sie sind hierbei flexibel in der Rezeptauswahl, sollten aber pro Tag nicht mehr als 1300 kcal zu sich nehmen. Nach Beendigung des 21-Tages-Programms, das Sie natürlich auch verlängern können, sollten Sie Ihr Gewicht stabil halten. Beherzigen Sie die Trennkost-Tips und essen Sie auch künftig mehr Gemüse und Salat, dafür weniger Fleisch, Eier und Fett. Meiden Sie Süßigkeiten, leben Sie vollwertig!

Der Trennungsplan

Hier finden Sie die Gruppeneinteilung der Nahrungsmittel. Eiweißreiche Nahrungsmittel dürfen innerhalb einer Mahlzeit nicht mit Produkten der Kohlenhydratgruppe vorkommen, jedes Nahrungsmittel dieser Gruppen darf aber mit den Produkten aus der neutralen Gruppe kombiniert werden. Zu den empfohlenen Mengen beachten Sie bitte den Plan auf den Seiten 18–19.

Eiweißgruppe

▶ Fleisch:
Alle gegarten Fleischsorten, z.B. vom Rind, vom Kalb, vom Lamm, von Wild und von Geflügel. Nur Schweinefleisch wird in der Trennkost abgelehnt, wobei diese Vorschrift nicht zwingend ist.
▶ Wurst und Fleischwaren im gegarten Zustand:
Hierzu zählen alle Brühwurstsorten (möglichst ohne Anteil von Schweinefleisch) wie beispielsweise Rindsbratwurst, Putenleberkäse, Putenwurst, Aspikwaren mit Rindersaftschinken, Geflügelfleischstükken sowie viele andere Sorten mehr.
▶ Fisch und Meeresfrüchte, ungeräuchert, im gegarten Zustand:

Zum Beispiel Scholle, Kabeljau, Forelle, Rotbarsch, Makrele, Muscheln, Garnelen, Hummer und Krebsfleisch.
▶ Sojaprodukte:
Zum Beispiel Sojaquark, Sojamehl, Sojasauce und auf Sojabasis hergestellte Pasten, Brotaufstriche und Bratlinge. Nicht Sojasprossen, sie haben Salatcharakter und sind neutral.
▶ Ganze Eier und Eiklar (Eiklar sollte nicht roh verzehrt werden, Eigelb ist neutral).
▶ Milch in allen Fettstufen.
▶ Alle gereiften Käsesorten bis zu 50 % Fett i. Tr. (also ohne Frischkäse!).
▶ Alle frischen, saftreichen Früchte:
Beerenobst (außer Heidelbeeren, sie sind neutral), Stein- und Kernobst (bei Äpfeln nur säuerliche und saftreiche Sorten), exotische Früchte (außer Bananen, Feigen und Datteln, sie gehören in die Kohlenhydratgruppe), Zitrusfrüchte. Da diese Früchte basisch wirken, sollen sie mit den eiweißreichen, stark säurebildenden Produkten kombiniert werden. Deshalb erscheinen sie in der Eiweißgruppe.
▶ Getränke:
Fruchtsäfte, Früchtetee, Wein und Sekt (trocken).

Fleisch und Fisch dürfen nicht wie üblich mit Mehl und Semmelbröseln paniert werden, Sie können sie aber in Sojamehl, verquirltem Ei, geriebenen Nüssen, Sesam oder Mandeln wenden.

15

Kohlenhydratgruppe

▶ Alle Getreidesorten und Getreideprodukte:
Körner, Schrote, Mehle, Grieß, Brot und Backwaren aller Art. Zu bevorzugen sind im Rahmen des Vollwertprinzips Vollkornmehle und Erzeugnisse (Brot, Nudeln) daraus. Auch Reis, Mais, Buchweizen, Stärkemehle und Carobe (Kakaoersatz) zählt in diese Gruppe.

▶ Bestimmte Gemüse- und Obstsorten: Kartoffeln, Topinambur, Grünkohl, Schwarzwurzeln, Bananen, frische Feigen und frische Datteln, mürbe, süße und mehlige (saftarme) Äpfel, ungeschwefeltes Trockenobst (außer Rosinen, sie sind neutral!).

▶ Süßungsmittel:
Frutilose (reine Obstsüße in flüssiger Form aus dem Reformhaus), Obstdicksäfte, Ahornsirup, Honig, Zuckerrübensirup, Rohzucker (evtl. zum Backen). Raffinierter, weißer Zucker ist wegen der Vollwertrichtlinien tabu. Geringe Zusätze von Süßungsmitteln können auch in neutralen und in Eiweißmahlzeiten (z.B. in Obstsalat, Quark- und Joghurtspeisen, in Salatdressings etc.) verwendet werden, ohne daß der bestimmte Charakter der Mahlzeit sich verändert.

▶ Brottrunk (zum Bereiten von Dressings für Kohlenhydratgerichte) und zur Zubereitung würziger Drinks.

Bei Kohlenhydratgerichten darf paniert werden bzw. mit Semmelbrösel bestreut werden. Beachten Sie aber auch hier, daß Sie zum Backen von Paniertem viel Fett benötigen und das Bratgut einen beträchtlichen Teil Fett aufsaugt. Sie belasten damit Ihr Kalorienkonto!

▶ Getränke:
Bier (sollte nur Kohlenhydratgerichte begleiten). Alkoholfreie und alkoholarme Biere sind während einer Diät zu bevorzugen. Süße Weine, süßer Sekt, Liköre (wegen des hohen Zuckergehaltes nur ausnahmsweise und in kleinen Mengen) sind kohlenhydratreich und belasten das Kalorienkonto.

Neutrale Gruppe

Die »neutralen« Nahrungsmittel dürfen in der Trennkost mit den kohlenhydrat- und den eiweißreichen Produkten kombiniert werden. Einige wirken nur schwach säurebildend, die meisten sind Basenbildner. Als neutral gelten:

▶ Alle Fette und Öle, wie z. B. Butter, Margarine, Pflanzenöle, fetter Speck, Schmalz. Verwenden Sie möglichst hochwertige Fette und Öle.

▶ Eigelb.

▶ Alle gesäuerten Milchprodukte (Buttermilch, Kefir, Sauermilch, Dickmilch, Joghurt, saure Sahne) ohne Frucht- und Müslizusätze sowie Sahne.

▶ Alle Frischkäsesorten (Quark, Ricotta, körniger Frischkäse, Rahm- und Doppelrahmfrischkäse, Mascarpone sowie Feta und Mozzarella. In der Diät bitte Fettgehalt beachten!

▶ Alle gereiften Käsesorten über 50 % F. i. Tr. (Rahmbutterkäse, Rahmgouda, Edelpilzkäse etc.). Wegen des hohen Fettgehalts in der Diät nur sparsam verwenden!

▶ Alle Gemüsesorten (außer Kartoffeln, Topinambur, Schwarzwurzeln) und Gemüsesäfte, Pilze.

▶ Heidelbeeren, Rosinen (ungeschwefelt), Nüsse (außer Erdnüsse) und Samen, Oliven.

▶ Kräuter, Gewürze, Keime und Sprossen.

▶ Molkosan (vergorenes Molkenkonzentrat aus dem Reformhaus) zum Bereiten von Dressings, Agar-Agar, Gelatine, Biobin (Bindemittel aus Johannisbrotkernmehl) zum Andicken und Gelieren.

▶ Mineralwasser (still oder kohlensäurearm, hydrogencarbonathaltig), Kräutertee, Spirituosen (Korn, Wacholder, Obstler, Rum etc. Bitte nur in kleinen Mengen verwenden, Vorsicht in der Diät!).

Bitte meiden Sie:

▶ Fertigprodukte aus Dosen, Päckchen, Gläsern. Eingewecktes wie Früchte und Gemüse (z.B. auch Gewürzgurken, Paprika aus dem Glas, Mixed Pickles etc.).

▶ Speck, fettreiches Fleisch und fette Wurstsorten, gehärtete Fette (Brat- und Fritierfette, Plattenfette) fertige Mayonnaise

▶ rohes Eiklar.

▶ Zucker und daraus hergestellte Produkte (z. B. Konfitüre, Süßigkeiten, Scho-

kolade), künstliche Süßstoffe und damit gesüßte Produkte.

▶ Weißmehl und daraus hergestellte Produkte (normale Nudeln, Kuchen, Feingebäck).

▶ getrocknete Hülsenfrüchte (Bohnen, Erbsen, Linsen), Preiselbeeren, Erdnüsse.

▶ Essig und Essig-Essenz.

▶ Schweinefleisch und daraus hergestellte Produkte (Schinken ist in kleinen Mengen erlaubt). Dr. Hay rät vom Verzehr von Schweinefleisch ab und bringt dies u.a. mit der Massentierhaltung in Verbindung. Leider werden heute auch andere Schlachttiere unter ähnlichen, nicht artgerechten Bedingungen herangemästet, so daß dieses Argument kritisch zu prüfen ist. Es bleibt Ihnen selbst überlassen, welches Fleisch Sie kaufen. Achten Sie auf eine gute Qualität (evtl. vom Bio-Hof), wählen Sie magere Stücke, und essen Sie nur kleine Mengen Fleisch.

▶ Kaffee, schwarzer Tee, Kakao.

Bitte beachten:

Bei Nierenkrankheiten rät Dr. Hay, möglichst wenig Spinat, Rhabarber, Eßkastanien, Meerrettich, Senf und Pfeffer zu verzehren. Geräuchertes und gepökeltes Fleisch sollten Sie nur gelegentlich und dann auch nur in kleinen Mengen essen. Nehmen Sie zum Würzen frische Kräuter, Gewürze und Sprossen.

Viele Produkte wirken sich nicht nur ungünstig auf die Figur aus, sondern sie schaden auch der Haut: Insbesondere fettreiche Produkte und Süßigkeiten können zu Hautunreinheiten führen bzw. bestehende Hautprobleme verschlimmern.

Der Mengenplan

Der Mengenplan zeigt Ihnen, welche Portionsgrößen und welche Mahlzeitenverteilung in der Trennkost üblich sind. Daran angelehnt können Sie die Trennkost nach Abschluß des Diätprogramms noch weiterführen. Betrachten Sie ihn zusammen mit dem Trennungsplan als Rüstzeug für Ihre persönliche Trennkost!

In der 7-Tagesdiät sind die Rezepte so zusammengestellt, daß Sie möglichst viele Lebensmittel aufbrauchen und keine Reste haben. Dies ist besonders wichtig für leicht verderbliche Produkte wie frisches Obst, Milchfrischprodukte und Wurstwaren.

Frühstück

Wählen Sie aus zwischen einer Eiweiß-, Kohlenhydrat- oder Obstmahlzeit.

▶ Kohlenhydratmahlzeit:
1 Scheibe Vollkornbrot oder -brötchen oder 3 Scheiben Knäckebrot,
Halbfettbutter oder -margarine zum Bestreichen,
30 g Wurst oder Käse (mager) oder 50 g Quark oder 2 TL Honig,
oder 1 Müsli oder eines der Frühstücksrezepte aus dem Rezeptteil.

▶ Eiweißmahlzeit:
2 Eier (gekocht oder als Rührei oder als Spiegeleier) mit Gemüse aus der neutralen Gruppe, ohne Brot.

▶ Obstmahlzeit (Basenmahlzeit):
Frisches Obst der Saison (außer Bananen) in beliebiger Menge.

▶ Zwischendurch-Getränk am Vormittag:
In stündlichem Abstand zwei große Gläser Tee oder Mineralwasser (still oder kohlensäurearm, hydrogencarbonathaltig, natriumarm). Ein drittes Glas nach der Zwischenmahlzeit, etwa $\frac{1}{2}$ Stunde vor dem Mittagessen.

Zwischenmahlzeit, vormittags

200 g frisches Obst der Saison (außer Bananen) oder 250 g Milch (oder gesäuerte Milchprodukte) oder 100 g Obst (außer Bananen) und 125 g Milch (oder gesäuerte Milchprodukte).

Tip
Besonders gut für die Verdauung ist ein Joghurt- oder Buttermilchdrink mit frischen Früchten. Zum Abschmecken sollten Sie möglichst wenig Honig oder Frutilose verwenden.

Mittagessen

Wählen Sie zwischen einer Eiweiß- und Kohlenhydratmahlzeit:

▶ Eiweißmahlzeit:
100 – 150 g Fleisch oder 150 – 200 g Fisch oder 2 Eier oder 60 g Käse aus der Eiweißgruppe oder 80 g gegarte Wurstsorten.
Dazu 400 g Gemüse oder Salat.
Kleine Mengen Fett, Öl, Sahne und Käse aus der Eiweiß- oder aus der neutralen Gruppe.

▶ Kohlenhydratmahlzeit:
50 g Getreide oder 50 g Vollkornreis (roh gewogen) oder 50 g Vollkornnudeln (roh gewogen) oder 200 g Kartoffeln.
Dazu 400 g Gemüse oder Salat.
Kleine Mengen Fett oder Öl und Käse aus der neutralen Gruppe.

▶ Zwischendurch-Getränk am Nachmittag:

Im stündlichen Abstand drei große Gläser Tee oder Mineralwasser (still oder kohlenhydratarm, hydrogencarbonatreich, natriumarm). Ein viertes Glas nach der Zwischenmahlzeit, etwa 1/2 Stunde vor dem Abendessen.

Zwischenmahlzeit, nachmittags

1 Banane oder 1 Vollwertmüsliriegel oder 1 Scheibe Knäckebrot mit Quark und Honig oder 1 Joghurt mit 1 EL Müsliflocken oder 200 g gesäuerte Milchprodukte (Joghurt, Buttermilch, Kefir, Dickmilch).

Abendessen

Abends empfiehlt Dr. Hay nur Kohlenhydratmahlzeiten.

▶ Kohlenhydratmahlzeit:
50 g Getreide oder 50 g Vollkornreis (roh gewogen) oder 50 g Vollkornnudeln (roh gewogen) oder 200 g Kartoffeln.
Dazu 400 g Gemüse oder Salat.
Kleine Mengen Fett oder Öl oder Käse aus der neutralen Gruppe.

Tip
Das Abendessen sollte nicht zu spät eingenommen werden, sondern möglichst bis 19.00 Uhr. Nutzen Sie die Zeit danach für einen Abendspaziergang, das ist gut für die Verdauung und fördert einen gesunden Schlaf.

Da die Umstellung auf große Gemüseportionen oft schwerfällt und anfangs eventuell Verdauungsprobleme mit sich bringen kann, geht unser Diätprogramm zunächst nur von 300 g Gemüse bzw. Salatbeilage aus.

Vor dem Start zuerst entschlacken!

Bevor Sie nun die Kur beginnen, lassen Sie Ihrem Körper erst einen Tag Zeit, um sich umzustellen. Hierfür eignet sich ein »Entschlackungstag« in idealer Weise: Der Körper wird gereinigt, der Darm entleert und Säureüberschüsse im Blut neutralisiert. Wählen Sie unter folgenden Tagesvorschlägen den für Sie passenden Entschlackungstag aus:

Unter »Körperschlacken« versteht man Stoffwechselendprodukte, Stoffe, die aus dem Abbau der Nahrung entstehen und über den Blutweg und über die Nieren aus dem Körper geschleust werden müssen.

1. Gemüse-Saft-Tag

Zum Frühstück gibt es 2 Scheiben Knäckebrot mit körnigem Frischkäse, Radieschen- oder Gurkenscheiben und Schnittlauch. Dazu Kräutertee. Trinken Sie über den Tag verteilt nur Gemüsesaft (z.B. Karottensaft, Rote-Bete-Saft, Tomatensaft), möglichst ohne Salzzusatz! Die Säfte, die Sie im Lebensmittelhandel bekommen, sind überwiegend gesalzen. Fragen Sie im Reformhaus nach Gemüsesäften ohne Salz. Auch Sauerkrautsaft ist zur Darmreinigung geeignet. Wenn Sie eine Saftzentrifuge besitzen, dann machen Sie Ihre Säfte aus rohem, zerkleinertem Gemüse selbst (Anleitung beachten!). Geben Sie gleich auch frische Kräuter hinzu, das rundet den Geschmack ab. Trinken Sie statt der Mahlzeiten jeweils 1 großes Glas Gemüsesaft in kleinen Schlucken. Für den Durst zwischendurch eignet sich stilles oder kohlensäurearmes Mineralwasser (hydrogencarbonathaltig). Insgesamt sollten Sie pro Tag mindestens 2 Liter trinken. Sie können Gemüsesaft auch erwärmen und wie eine Suppe essen, aber bitte nicht salzen.

2. Der Gemüse-Salat-Tag

Das Frühstück ist wie beim Gemüse-saft-Tag. Außerdem gibt es über den Tag verteilt beliebig viel Gemüse (roh oder leicht gedünstet, ohne Fett) und/oder frischen Salat (ohne Öl).

Verwenden Sie zum Würzen frische Kräuter, aber kein Salz (evtl. etwas vegetarische Gemüsebrühe einstreuen). Ideal als Rohkost-Salate sind Tomaten mit Zwiebeln und Schnittlauch, Gurken mit Dill, Radieschen mit Feldsalat oder mit Petersilie oder mit frischen Sprossen, Karottenrohkost mit Kerbel. Wählen Sie als Gemüsemahlzeit zum Beispiel gedünsteten Kohlrabi, Brokkoli, Blumenkohl, Spargel, Fenchel oder Zucchini. Zwischendurch sollten Sie reichlich Mineralwasser trinken.

3. Der Obst-Tag

Essen Sie zum Frühstück und bis 15.00 Uhr Obst aus der Eiweißgruppe in beliebiger Menge, ab 17.00 Uhr dann zwei Bananen. Außerdem reichlich Tee und Mineralwasser trinken.

4. Der Reis-Tag

Zu den Hauptmahlzeiten morgens, mittags und abends jeweils ein Gericht aus 60 g Naturreis (roh gewogen) mit gedünsteten Äpfeln (mehlig-süße Sorte), ohne Süßungsmittel. Am besten morgens alles vorbereiten und dann über den Tag verteilt kalt oder warm (Mikrowellenherd!) essen. Zwischendurch reichlich Tee oder stilles Mineralwasser trinken.

Wer es lieber herzhaft mag, würzt den gekochten Reis mit Pfeffer und Curry (kein Salz verwenden!) und mischt ein Stück gewürfelte Paprika darunter.

5. Der Kartoffeltag

Essen Sie über den Tag verteilt 1 kg gekochte Kartoffeln , die Sie am Vormittag zubereiten. Zum Frühstück gibt es nur eine Banane, alle anderen Mahlzeiten bestehen aus Kartoffeln. Verteilen Sie die gekochten Kartoffeln auf 3 bis 4 Mahlzeiten und servieren Sie sie mit jeweils 1 Eßlöffel saurer Sahne und Schnittlauchröllchen. Trinken Sie zu und zwischen den Mahlzeiten reichlich. Außer Mineralwasser eignet sich dafür am besten ungesüßter Kräuter-Früchtetee.

6. Der Bananentag

Essen Sie über den Tag verteilt 1 kg vollreife Bananen. Dazu müssen Sie reichlich trinken. Zum Frühstück wird ein Glas Buttermilch mit 1 Teelöffel Weizenkleie empfohlen, für zwischendurch und zu den anderen Mahlzeiten eignet sich Mineralwasser und ungesüßter Kräuter- oder Früchtetee.

Entschlackungstage sollten Sie immer wieder dann einlegen, wenn Sie das Gefühl haben »über die Stränge« geschlagen zu haben. Beispielsweise nach Festlichkeiten, Einladungen oder ähnlichem, wo man oft mehr ißt, als man ursprünglich wollte. Es kommt dabei nicht darauf an, möglichst wenig Kalorien zu sich zu nehmen, sondern die Kost auf extrem kochsalz- und schlackenarme Produkte zu beschränken. Um den Darm in Schwung zu halten, sind Ballaststoffe und Flüssigkeit wichtig.

Das Wichtigste bei einer Entschlackungskur ist, »schlackenarm« zu essen und viel zu trinken, um so die Ausschwemmung der stoffwechselbelastenden Schlacken zu unterstützen. Schlackenarm heißt kochsalzarm, fettarm, cholesterinarm, eiweißarm, purinarm.

Das 7-Tage-Diätprogramm

(alle Rezepte für 1 Person)

Bitte zusätzlich zu den Rezepten die Getränke-Empfehlung für zwischendurch aus dem Mengenplan beachten!

1. Tag

Insgesamt am 1. Tag: ca. 1080 kcal

Getränke vormittags: reichlich Kräutertee und stilles Mineralwasser

Frühstück

Vollkornbrot mit Frischkäse und Banane

Kohlenhydratmahlzeit
ca. 270 kcal

1 Scheibe Roggenvollkornbrot (ca. 50 g)

2 EL (50 g) körniger Frischkäse, 20 % F. i. Tr

1 kleine Banane (100 g geschält)

1 TL Honig (10 g)

Das Vollkornbrot mit Frischkäse bestreichen. Die Banane schälen, in Scheiben schneiden und schuppenartig auf den Frischkäse legen. Zum Schluß den Honig darüberträufeln.

Zwischenmahlzeit

Beeren-Joghurt

Eiweißmahlzeit
ca. 140 kcal

100 g frische Beeren (Erdbeeren, Himbeeren, Johannisbeeren, Brombeeren)

1 Becher (150 g) fettarmer Joghurt,

1,5 % Fett, 1 TL Frutilose

Die Beeren waschen, verlesen und putzen. Mit Küchenkrepp leicht trockentupfen, dann mit einer Gabel grob zerdrücken und unter den Joghurt mischen. Das Ganze mit Frutilose abschmecken.

Mittagessen

Putenschnitzel auf Gemüse

Eiweißmahlzeit
ca. 270 kcal

125 g Putenschnitzel (Brust)

weißer Pfeffer, Paprikapulver edelsüß,

Curry, jodiertes Meersalz

2 TL Butter (10 g)

150 g Karotten

150 g Staudensellerie

1 Msp. vegetarische Gemüsebrühe

(Instantpulver) oder Hefeextrakt

2 EL frische, feingewiegte Kräuter

(Petersilie, Kerbel)

Das Putenschnitzel rundherum würzen. In einer beschichteten Pfanne 1 Teelöffel Butter erhitzen und das Schnitzel darin von beiden Seiten braten. Das Gemüse waschen und putzen, die Karotten schälen. Das Gemüse in feine Streifen schneiden. Das Schnitzel aus der Pfanne nehmen und warmstellen. Die restliche Butter in der Pfanne schmelzen und die Gemüsestreifen darin unter gelegentlichem Wenden andünsten. 2 Eßlöffel Wasser unterrühren und das Ganze zugedeckt 5 Minuten köcheln lassen. Mit Gemüsebrühe oder Hefeextrakt würzen, die Kräuter untermischen und das Fleisch auf dem Gemüse anrichten.

Zwischenmahlzeit

Banane
**Kohlenhydratmahlzeit
ca. 100 kcal**

1 mittelgroße Banane (125 g geschält)

Tip
Bananen sind reich an Kalium und Magnesium. Kalium ist wichtig für die Muskelfunktion und für die Reizleitung des Herzens. Auch Magnesium ist für die Muskulatur von besonderer Bedeutung. Mit einer pflanzenbetonten Kost werden diese Mineralstoffe ausreichend aufgenommen.

Abendessen

Reistopf nach chinesischer Art
**Kohlenhydratmahlzeit
ca. 300 kcal**

10 g getrocknete chinesische Pilze

1 TL Butter, 50 g Naturreis (Rohgewicht)

Ingwerpulver, Kardamonpulver, Curry

jodiertes Meersalz

200 g Frühlingszwiebeln

50 g Sojabohnensprossen

Die Trockenpilze in warmem Wasser 20 Minuten quellen lassen. Die Butter in einer Kasserolle erhitzen und den Reis darin unter Umrühren kurz andünsten. Von der Einweichflüssigkeit 150 Milliliter abnehmen, unter den Reis rühren. Diesen zugedeckt bei schwacher Hitze 15 Minuten ausquellen lassen, dabei gelegentlich durchrühren. Die Pilze abgießen, die harten Stiele entfernen, die Pilze in Streifen schneiden und zum Reis geben. Das Ganze mit Ingwer, Kardamon, Curry und Meersalz würzen und zugedeckt weitere 5 Minuten köcheln lassen. Die Frühlingszwiebeln waschen, putzen, in Streifen schneiden und zusammen mit den Sojabohnensprossen unter den Reis mischen. Das Ganze weitere 5 Minuten garen, mit den Gewürzen und Meersalz abrunden.

Getränke nachmittags:
reichlich Kräutertee oder stilles Mineralwasser

2. Tag

**Insgesamt
am 2. Tag:
1090 kcal**

Frühstück

Frischer Obstsalat
Eiweißmahlzeit
ca. 258 kcal

500 g frische Früchte (außer Bananen)

wie zum Beispiel:

1 säuerlicher, saftiger Apfel (150 g)

1 vollreife Birne (125 g)

1 Kiwi (70 g)

1 Scheibe frische Ananas (100 g)

einige frische Beeren der Saison (50 g)

1 TL Zitronensaft

Den Apfel und die Birne waschen, vierteln, vom Kerngehäuse befreien und kleinschneiden. Die Kiwi schälen und kleinschneiden. Von der Ananasscheibe den Rand entfernen und das Fruchtfleisch in Stücke schneiden. Die Beeren waschen, putzen und zusammen mit den anderen Früchten in einer Schüssel locker mischen. Mit Zitronensaft beträufeln.

Tip
Die frische Ananas wird im Laufe der Woche aufgebraucht. Schneiden Sie nur immer soviel ab, wie im Rezept angegeben. Bedecken Sie die Schnittfläche mit Frischhaltefolie und heben Sie die Ananas im Gemüsefach des Kühlschranks auf.

**Getränke
vormittags:
reichlich Kräutertee oder stilles
Mineralwasser**

Zwischenmahlzeit
Kräuterfrischkäse
Neutrale Mahlzeit
ca. 154 kcal

150 g körniger Frischkäse (Hüttenkäse, 20 % F. i. Tr.)

1 EL frische, feingewiegte Kräuter

Den Frischkäse mit den Kräutern mischen.

Mittagessen

Karottenrohkost, Rührei mit Champignons
Eiweißmahlzeit
ca. 345 kcal

250 g Karotten

1 Schalotte

1 TL Zitronensaft

jodiertes Meersalz, weißer Pfeffer

1 TL Sonnenblumenöl

einige Sträußchen Feldsalat

100 g frische Champignons

1 TL Butter

2 Eier

Die Karotten unter fließendem Wasser abschrubben, dann fein raspeln. Die Schalotte abziehen, fein wiegen und zusammen mit Zitronensaft, Meersalz und Pfeffer unter die Karotten mischen. Das Öl untermengen. Den Feldsalat waschen, auf Küchenkrepp abtropfen lassen, dann putzen. Die Rohkost mit den Feldsalatsträußchen anrichten. Die Champignons waschen, putzen und blättrig schneiden. In einer beschichteten Pfanne die Butter erhitzen und die Pilze darin andünsten. Die Eier verquirlen, leicht salzen und darübergeben. Bei milder Hitze stocken lassen, dann mit einem Pfannenwender zusammenschieben und fertigbacken. Mit dem Salat servieren.

Zwischenmahlzeit
Knäckebrot mit Honig
Kohlenhydratmahlzeit
ca. 103 kcal

1 Scheibe Vollkornknäckebrot

50 g Magerquark

1 TL Honig

Das Knäckebrot mit Frischkäse bestreichen und den Honig darüber verteilen.

Hinweis: An diesem Diättag gibt es überhaupt kein Fleisch. Ein solcher Tag tut dem Purinspiegel und damit der Harnsäurebelastung des Blutes sowie den Nieren gut, denn die Kost enthält nur geringe Mengen an Säurebildnern, dafür reichlich Obst und Gemüse, die das Säure-Basen-Gleichgewicht aufrecht halten und die Nierentätigkeit anregen.

Abendessen

Kartoffel-Gemüse-Suppe
Kohlenhydratmahlzeit
ca. 230 kcal

200 g mehlige Kartoffeln

1 kleine Zwiebel

2 Karotten (100 g)

1 Stück Lauch (150 g)

400 ml vegetarische Gemüsebrühe

(aus Instantpulver)

Pfeffer

geriebene Muskatnuß

1 TL getrockneter Majoran

Die Kartoffeln und die Karotten waschen, schälen und würfeln. Den Lauch waschen, putzen und in feine Streifen schneiden. Das Gemüse zusammen mit der Brühe in einen Topf geben und zugedeckt bei mäßiger Hitze 20 Minuten kochen. Mit einem Passierstab im Topf pürieren, dann mit Pfeffer und Muskat abschmecken und den Majoran einrühren.

2. Tag

Getränke nachmittags:
reichlich Kräutertee oder stilles Mineralwasser

3. Tag

**Insgesamt
am 3. Tag:
1154 kcal**

Frühstück

Melone mit Schinken
Eiweißmahlzeit
ca. 266 kcal

400 g Honigmelone

50 g gekochter Rindersaftschinken

Die Honigmelone in vier Spalten schneiden, die Schinkenscheiben halbieren und jeweils eine Melonenspalte mit einer halben Schinkenscheibe umwickeln.

Zwischenmahlzeit

Ananas-Cocktail
Eiweißmahlzeit
ca. 140 kcal

**Getränke
vormittags:
reichlich Kräuter-
tee oder stilles
Mineralwasser**

1 Scheibe frische Ananas

(100 g Fruchtfleisch)

50 g frische Beeren der Saison

(ersatzweise TK-Ware)

1 Becher fettarmer Joghurt

(150 g, 1,5 % Fett)

Von der Ananasscheibe den Rand entfernen und das Fruchtfleisch kleinschneiden. Die Beeren waschen und putzen (TK-Ware auftauen lassen), mit den Ananasstücken mischen und in ein Glas geben. Den Joghurt glattrühren und darüber verteilen.

Mittagessen

Gebackene Forelle mit Käsekruste, gemischter Feldsalat
Eiweißgericht
ca. 365 kcal

150 g Forelle (küchenfertig)

3 EL Zitronensalz

jodiertes Meersalz

weißer Pfeffer

2 EL grobgehackte Petersilie

1 TL flüssige Butter

25 g geriebener Parmesan

150 g Feldsalat

100 g frische Champignons

1 Schalotte

1 TL Sonnenblumenöl

Die Forelle außen und innen kalt abspülen, sorgfältig trockentupfen und rundherum sowie innen mit 2 Eßlöffel Zitronensaft einreiben. Dann außen und innen mit Meersalz und Pfeffer würzen und die Petersilie in den Fisch füllen. Die Forelle in eine hitzefeste Form legen, mit Butter bestreichen und mit Parmesan bestreuen. Den Backofen auf 180° C vorheizen und die Forelle zugedeckt darin 20 Minuten garen. Dann offen noch 5 Minuten überbacken. Inzwischen den Salat und die Pilze waschen und putzen. Die Pilze blättrig schneiden und mit dem

Salat mischen. Die Schalotte abziehen, fein würfeln und zusammen mit Meersalz, Pfeffer und dem restlichen Zitronensaft unter den Salat mischen. Das Öl unterheben.

Zwischenmahlzeit
Apfel
***Kohlenhydratmahlzeit
ca. 81 kcal***

1 mürber, süßer Apfel (150 g ungeschält)

*Variation
Statt dem Apfel können sie auch
1 Banane (100 g geschält) essen.*

*Tip
Äpfel sind bei einer gestörten Darmfunktion eine natürliche Hilfe. Sie wirken regulierend bei Verstopfung und sollten stets mit der Schale verzehrt werden. Eine alte englische Weisheit sagt »an apple a day, keeps the doctor away«, zu deutsch: Ein Apfel pro Tag hält den Arzt fern.*

Abendessen

Tsatsiki mit Gurken und Brot
***Kohlenhydratmahlzeit
ca. 302 kcal***

150 g Magerquark

75 g gerührter Magermilchjoghurt

(0,2 % Fett)

1 EL Sahne

1 Knoblauchzehe

200 g Salatgurke

weißer Pfeffer, jodiertes Meersalz

1 Bund Dill

1 Scheibe Vollkornbrot (ca. 50 g)

Den Quark zusammen mit dem Joghurt und der Sahne glattrühren. Die Knoblauchzehe abziehen und durch eine Presse dazudrücken. Die Gurke schälen, grob raspeln und dazugeben. Die Masse gut verrühren und mit Pfeffer und Meersalz würzen. Den Dill waschen, trockentupfen, die dicken Stengel entfernen und die zarten Zweige mit den Fähnchen fein wiegen. Unter die Quarkmasse mischen und das Ganze etwa 1/2 Stunde zugedeckt im Kühlschrank durchziehen lassen. Mit Brot servieren.

3. Tag

**Getränke nachmittags:
reichlich Kräutertee oder stilles Mineralwasser**

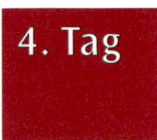

4. Tag

Insgesamt am 4. Tag: 1137 kcal

Getränke vormittags: reichlich Kräutertee oder stilles Mineralwasser

Frühstück

Apfelmüsli
Kohlenhydratmahlzeit
ca. 314 kcal

1 EL ungeschwefelte Rosinen (10 g)

1 mürber, süßer Apfel (150 g ungeschält)

4 EL grobe Vollkornhaferflocken (40 g)

150 g gerührter Magermilchjoghurt

(0,2 % Fett)

$^1\!/_2$ TL Frutilose (5 g flüssige Obstsüße aus

dem Reformhaus)

Die Rosinen in heißem Wasser waschen und gut abtropfen lassen. Den Apfel waschen, abtrocknen und vierteln; das Kerngehäuse entfernen und das Fruchtfleisch würfeln. Die Haferflocken zusammen mit den Rosinen und den Apfelstücken in einer Schüssel mischen, den Joghurt untermischen und das Müsli mit Frutilose abschmecken.

Zwischenmahlzeit

Radieschenbrot
Kohlenhydratmahlzeit
ca. 115 kcal

2 Scheiben Vollkorn-Knäckebrot (20 g)

2 EL Magerquark (50 g)

einige Radieschen (ca. 75 g)

Schnittlauch zum Bestreuen

weißer Pfeffer

jodiertes Meersalz

Die Knäckebrotscheiben jeweils mit Magerquark bestreichen. Die Radieschen waschen, putzen, in Scheiben schneiden und auf den Broten verteilen. Den Schnittlauch darüberstreuen und das Ganze leicht mit Pfeffer und Meersalz würzen.

Mittagessen

Schinken-Spargel-Rollen
Eiweißmahlzeit
ca. 242 kcal

500 g frischer Stangenspargel (geputzt),

in möglichst gleichdicken Stangen (davon

100 g für das Abendessen aufheben)

jodiertes Meersalz

1 TL Butter zum Kochen

4 Scheiben Rindersaftschinken (100 g)

2 EL saure Sahne (50 g, 10 % Fett)

1 EL gerührter Magermilchjoghurt (25 g)

2 EL Schnittlauchröllchen

weißer Pfeffer

Den Spargel waschen, die holzigen Enden knapp abschneiden und die Stangen jeweils von der Spitze aus zum Ende hin mit einem Spargelschäler dünn schälen. Die Stangen in reichlich gesalzenem Wasser mit etwas Butter zugedeckt etwa 15 Minuten bei mäßiger Hitze kochen. Die Stangen mit einer Schaumkelle herausnehmen und abtropfen lassen. Zum Spargelsud die Schalen geben und für das Abendessen 20 Minuten leise durchköcheln lassen. Vom Spargel 100 g für das Abendessen beiseite legen. Den Rest in vier Portionen aufteilen und jedes Bündel mit einer Scheibe Rindersaftschinken umwickeln. Die Rollen nebeneinander auf eine Platte legen. Die saure Sahne mit dem Joghurt glattrühren, mit Schnittlauch, Pfeffer und Meersalz würzen und über die Spargelrollen verteilen.

Zwischenmahlzeit

Bananenshake
**Kohlenhydratmahlzeit
ca. 158 kcal**

1 kleine Banane (100 g geschält)

1 – 2 TL Frutilose (10 g)

150 g gerührter Magermilchjoghurt

Die Banane schälen, mit einer Gabel zerdrücken und zusammen mit Frutilose sowie Joghurt verquirlen.

Abendessen

Spargelcreme-Suppe
**Kohlenhydratmahlzeit
ca. 308 kcal**

1 TL Butter

1 gehäufter EL (15 g) feines

Weizenvollkornmehl

2 EL Sahne (30 g)

500 ml Spargelsud (vom Mittag)

1 TL vegetarische Gemüsebrühe

(Instantpulver, aus dem Reformhaus)

100 g gekochter Spargel vom Mittag

2 EL frische, feingewiegte Kräuter

(Petersilie, Schnittlauch, Kerbel)

weißer Pfeffer, geriebene Muskatnuß,

jodiertes Meersalz

2 Scheiben Vollkorn-Toastbrot (40 g)

In einem Topf die Butter zerlassen, das Mehl einrühren und hell anschwitzen. Den Topf vom Herd nehmen und mit einem Schneebesen die Sahne einrühren. Die Mehlschwitze unter Rühren erhitzen, dann den kalten Spargelsud und die Instantbrühe dazugeben und das Ganze bei mäßiger Hitze klumpenfrei verrühren. Die Brühe aufkochen und bei milder Hitze 10 Minuten köcheln lassen. Den Spargel in mundgerechte Stücke schneiden und dazugeben. Die Suppe mit Kräutern und Gewürzen abrunden. Das Brot toasten, würfeln und über die Suppe streuen.

Variation
Statt frischen Spargel können Sie auch 400 g gegarten Bleichsellerie für die Röllchen verwenden. Da die Suppengrundlage in diesem Fall fehlt, bereiten Sie die Kartoffelsuppe vom 2. Tag zu oder wählen Sie ein Rezept (Kohlenhydratmahlzeit) ab Seite 56 aus.

4. Tag

Getränke nachmittags:
reichlich Kräutertee oder stilles
Mineralwasser

29

5. Tag

**Insgesamt
am 5. Tag:
1159 kcal**

Frühstück

Salamibrötchen
Kohlenhydratmahlzeit
ca. 196 kcal

1 Roggenvollkornbrötchen (ca. 50 g)

1 TL Halbfettmargarine

5 Scheiben Salami (ca. 20 g)

1 frischer Champignon

Das Brötchen quer durchschneiden, eine Seite dünn mit Halbfettmargarine bestreichen und mit Salami belegen. Den Champignon waschen, trockentupfen, blättrig schneiden und die Scheiben auf der Wurst verteilen.

Zwischenmahlzeit

Kräuterquark mit Knäckebrot
Kohlenhydratmahlzeit
ca. 161 kcal

100 g Magerquark

2 EL gerührter Magermilchjoghurt (50 g)

2 EL frische, feingewiegte Kräuter

(Dill, Schnittlauch)

weißer Pfeffer, jodiertes Meersalz,

Knoblauchpulver nach Geschmack

2 Scheiben Knäckebrot (20 g)

Den Quark mit dem Joghurt glattrühren, die Kräuter untermischen und das Ganze mit den Gewürzen pikant abschmecken.

Getränke
vormittags:
reichlich Kräuter-
tee oder stilles
Mineralwasser

Mittagessen

Geschnetzeltes mit Fenchelgemüse
Eiweißmahlzeit
ca. 335 kcal

100 g Kalbschnitzel

1 TL Butter

weißer Pfeffer, Currypulver, jodiertes Meersalz

je 1 Prise getrockneter Estragon und Thymian

2 EL Sahne

1 Scheibe frische Ananas (100 g)

100 g frische Champignons

250 g Fenchelknolle mit Grün

1 Msp. vegetarische Gemüsebrühe

(Instantpulver)

Das Fleisch quer zur Faser in feine Streifen schneiden. In einer beschichteten Pfanne die Butter erhitzen und die Fleischstreifen dazugeben. Gewürze, Salz und Kräuter untermischen und das Ganze unter mehrmaligem Wenden kräftig anbraten. Hitze auf kleinste Stufe reduzieren, die Sahne einrühren, die Ananasscheibe kleinschneiden und dazugeben. Die Pilze waschen, putzen, blättrig schneiden und daruntermischen. Das Geschnetzelte zugedeckt 5 Minuten leise köcheln lassen. Den Fenchel putzen, samt dem Grünzeug in feine Streifen schneiden und das Ganze zusammen mit 50 Milliliter Wasser und dem Instantpulver zugedeckt 10 Minuten dünsten. Zum Fleisch servieren.

Zwischenmahlzeit

Radieschen-Gurken-Salat
Neutrale Mahlzeit
ca. 57 kcal

100 g Radieschen

150 g Salatgurke

2 EL gerührter Magermilchjoghurt

2 EL Schnittlauchröllchen

weißer Pfeffer, jodiertes Meersalz

Die Radieschen waschen, putzen und in feine Stifte schneiden. Das Gurkenstück waschen, abtrocknen und ungeschält in Stifte schneiden, diese mit den Radieschenstiften mischen. Den Joghurt mit Schnittlauch, Pfeffer und Meersalz verrühren und daruntermischen.

Abendessen

Zucchini-Kartoffel-Gratin
Kohlenhydratmahlzeit
ca. 410 kcal

200 g zarte Zucchini

200 g festkochende Kartoffeln

1 TL Butter, 1 EL Mehl, 2 EL Sahne

100 ml vegetarische Gemüsebrühe

(aus Instantpulver)

weißer Pfeffer, geriebene Muskatnuß,

jodiertes Meersalz

1 EL (15 g) grob geraspelter Rahmbutterkäse (55 % F. i. Tr.)

2 EL Schnittlauchröllchen

Die Zucchini waschen und ungeschält in $\frac{1}{2}$ zentimeterdicke Scheiben schneiden. Die Kartoffeln waschen, schälen und ebenfalls in dünne Scheiben schneiden. Die Gemüsescheiben abwechselnd schräg in eine hitzefeste Form einschichten. Den Backofen auf 180° C vorheizen. In einem Topf die Butter erhitzen, das Mehl unter Rühren darin hell anschwitzen und das Ganze mit Sahne ablöschen. Gründlich verrühren, dabei nach und nach die Gemüsebrühe einrühren. Die Sauce klumpenfrei verrühren und kurz durchköcheln lassen. Vom Herd nehmen, mit den Gewürzen und Meersalz abschmecken und über das Gemüse geben. Den Käse darüberstreuen und den Gratin zugedeckt auf mittlerer Backofenschiene 25 Minuten backen. Dann offen weitere 10 Minuten gratinieren. Mit Schnittlauch bestreut servieren.

Tip
Der Gratin gelingt auch mit gekochten, abgekühlten Kartoffeln (z.B. Rest vom Vortag). Dann verkürzt sich die Backzeit auf ca. 15 Minuten (vorgeheizter Backofen bei 200°C).

Getränke nachmittags:
reichlich Kräutertee oder stilles Mineralwasser

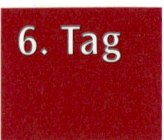

6. Tag

Insgesamt am 6. Tag: 1195 kcal

Frühstück

Gebratene Tomaten mit Spiegelei
Eiweißmahlzeit ca. 285 kcal

250 g vollreife Tomaten, 2 TL Butter

weißer Pfeffer aus der Mühle

getrocknetes Basilikum

jodiertes Meersalz, 2 Eier

Die Tomaten waschen, jeweils den Stengelansatz herausschneiden und die Tomaten quer in Scheiben schneiden. In einer beschichteten Pfanne die Butter erhitzen und die Tomatenscheiben darin ausbreiten. Bei mittlerer Hitze anbraten, mit Pfeffer, Basilikum und Meersalz würzen, dann die Eier darüberschlagen. Das Ganze offen bei schwacher Hitze weiterbraten, bis die Eier gestockt sind.

Getränke vormittags: reichlich Kräutertee oder stilles Mineralwasser

Zwischenmahlzeit

Frischkäse mit Beeren
Eiweißmahlzeit ca. 137 kcal

100 g frische Beeren der Saison

(z.B. Erdbeeren, Himbeeren, Johannisbeeren, ersatzweise TK-Beeren oder ein anderes Obst der Eiweißgruppe)

1/2 Becher körniger Frischkäse

(100 g, 20 % F. i. Tr.)

Die frischen Beeren waschen, verlesen, putzen und diese unter den Frischkäse mischen.

Mittagessen

Gemüsepfanne mit Räucherfisch
Eiweißmahlzeit ca. 350 kcal

150 g Tomaten

150 g Fenchelknolle mit Grün

1 TL Butter

1 EL vegetarische Gemüsebrühe

(aus Instantpulver)

2 EL saure Sahne (50 g, 10 % Fett)

weißer Pfeffer aus der Mühle

jodiertes Meersalz

2 EL feingewiegter Dill

150 g geräucherter Heilbutt

(ohne Haut und Gräten)

Das Gemüse waschen. Von den Tomaten jeweils den Stengelansatz entfernen und sie dann in mundgerechte Stücke schneiden. Die Fenchelknolle putzen, die Stiele in Scheiben schneiden und das Grün fein wiegen. In einer beschichteten Pfanne die Buttter erhitzen und das Gemüse und das Grünzeug darin unter vorsichtigem Durchrühren kurz andünsten. Dann bei milder Hitze zugedeckt 5 Minuten im eigenen Saft durchdünsten. Die Brühe unter die saure Sahne rühren und die Mischung unter das Gemüse mengen. Das Ganze würzen und den Dill untermischen. Inzwischen den Räucherfisch enthäuten, zerpflücken und dabei noch vorhandene Gräten entfernen. Die Fischstücke locker unter das Gemüse heben und das Ganze auf ausgeschalteter Herdplatte zugedeckt kurz durchziehen lassen.

Zwischenmahlzeit

Bananenschnitte
Kohlenhydratmahlzeit
ca. 135 kcal

1 kleine Banane (geschält 100 g)

1 EL Magerquark (30 g)

1 Scheibe Knäckebrot (10 g)

Die Banane schälen und in Scheiben schneiden. Den Quark auf das Knäckebrot streichen und die Bananenscheiben darauf verteilen.

Abendessen

Bunter Gemüsesalat
Kohlenhydratmahlzeit
ca. 253 kcal

200 g kleine, festkochende Kartoffeln

200 g Brokkoli (nur die Röschen)

100 g Karotten, 1 EL Molkosan

(vergorenes Molkenkonzentrat)

100 g gerührter Magermilchjoghurt

weißer Pfeffer aus der Mühle

jodiertes Meersalz

2 EL Schnittlauchröllchen

Die Kartoffeln waschen und knapp mit Wasser bedeckt garen. Abschrecken, etwas abkühlen lassen, dann pellen und völlig erkalten lassen. Den Brokkoli waschen, putzen, die dicken Strünke abschneiden und für ein anderes Gericht (Gemüsesuppe) aufheben, die Röschen in mundgerechte Stücke schneiden, dann die benötigte Menge abwiegen. Die Karotten putzen, schälen und in dünne Scheiben schneiden. 1 Liter Wasser mit etwas Meersalz zum Kochen bringen, das Gemüse hineingeben und zugedeckt 5 Minuten sprudelnd garen. Das Gemüse mit einer Schaumkelle herausnehmen und abkühlen lassen. Die Kartoffeln in Scheiben oder Würfel schneiden und zusammen mit dem Gemüse in einer Schüssel locker mischen. Molkosan, Joghurt, Pfeffer, Meersalz und Schnittlauch zu einem Dressing verrühren, unter die Gemüsemischung mengen und das Ganze 15 Minuten durchziehen lassen.

Variation:
Statt Brokkoli können Sie auch Blumenkohl verwenden. Der Kaloriengehalt ändert sich nicht.

Getränke nachmittags: reichlich Kräutertee oder stilles Mineralwasser

33

7. Tag

**Insgesamt
am 7. Tag:
1156 kcal**

Frühstück

Haferflockenmüsli mit Apfel
*Kohlenhydratmahlzeit
ca. 265 kcal*

1 kleiner, mürber Apfel (100 g)
40 g kernige Haferflocken
1 TL Frutilose (15 g)
125 g gerührter Magermilchjoghurt

Den Apfel waschen, abtrocknen, vierteln und das Kerngehäuse entfernen. Das Fruchtfleisch würfeln und zusammen mit den Haferflocken in einem Schälchen mischen. Die Frutilose und den Joghurt untermischen.

Zwischenmahlzeit

Kräuterdrink
*neutrale Mahlzeit
ca. 75 kcal*

1 Stück Salatgurke (ca. 75 g)
175 g gerührter Magermilchjoghurt
weißer Pfeffer, jodiertes Meersalz
1 Prise Knoblauchpulver
(Knoblauchgranulat)
reichlich frischer, feingewiegter Dill

Das Gurkenstück schälen, kleinschneiden und zusammen mit dem Joghurt in einem Elektromixer oder mit einem Passierstab gut pürieren. Die Masse mit Pfeffer, Meersalz und Knoblauch würzen, dann den Dill untermischen und das Ganze in ein Glas füllen.

Mittagessen

Medaillon mit Salat
*Eiweißmahlzeit
ca. 400 kcal*

1 EL Butterschmalz (10 g)
1 Rinder- oder Kalbsmedaillon
(ca. 100 g, aus dem Filet)
weißer Pfeffer aus der Mühle
1 Scheibe frische Ananas (ca. 100 g)
jodiertes Meersalz
1 Scheibe Schnittkäse
(25 g, 45 % – 50 % F. i. Tr.)
100 g Feldsalat oder anderer Blattsalat
100 g Radieschen
1 EL Zitronensaft
2 EL Schnittlauchröllchen
50 g gerührter Magermilchjoghurt

Das Butterschmalz in einer beschichteten Pfanne erhitzen. Das Medaillon darin von beiden Seiten kurz anbraten, dann pfeffern und in Alufolie einschlagen. Im Fett die Ananasscheibe bei mäßiger Hitze von beiden Seiten anbraten, mit Küchenkrepp etwas abtupfen, dann auf einen Teller geben, das Fleisch darauflegen, leicht salzen und mit Käse bedecken. Im Grill überbacken, bis der Käse schmilzt. Inzwischen den Salat waschen, putzen und trocken-

**Getränke
vormittags:
reichlich Kräuter-
tee oder stilles
Mineralwasser**

schleudern. Die Radieschen waschen, putzen, in Scheiben schneiden und zusammen mit dem Salat in einer Schüssel mischen. Zitronensaft, Pfeffer, Meersalz und Schnittlauch unter den Joghurt rühren und das Dressing unter den Salat mischen.

Zwischenmahlzeit

Knäckebrot mit Quark und Honig
***Kohlenhydratmahlzeit
ca. 103 kcal***

1 Scheibe Knäckebrot (10 g)

2 EL Magerquark (50 g)

1 TL Honig (10 g)

Das Knäckebrot mit Quark bestreichen und den Honig darauf verteilen.

Abendessen

Spaghetti mit Karottensauce
***Kohlenhydratmahlzeit
ca. 282 kcal***

50 g Vollkornspaghetti (Rohgewicht)

jodiertes Meersalz

250 g Karotten

1 TL Butter

100 ml vegetarische Gemüsebrühe

(aus Instantpulver)

weißer Pfeffer

2 EL gewiegte Petersilie

1 Eßlöffel Biobin (Bindemittel aus Johannisbrotkernmehl)

2 EL Sahne (20 g)

Die Spaghetti in reichlich leicht gesalzenes, kochendes Wasser geben und nach Packungsanweisung bißfest garen. Inzwischen die Karotten waschen, putzen und schälen, dann fein würfeln. Die Butter in einem weiten Topf erhitzen und die Karottenwürfel darin von allen Seiten andünsten. Die Brühe dazugeben und das Ganze zugedeckt weich kochen. Mit einem Passierstab zermusen, bis das Ganze eine gleichmäßige Sauce ist. Mit Pfeffer und Meersalz würzen und die Petersilie untermischen. Das Biobin mit der Sahne verrühren und die Sauce damit binden. Einmal aufkochen lassen. Die Spaghetti auf ein Sieb schütten, abtropfen lassen und mit der Sauce anrichten.

Hierzu können Sie noch eine große Portion gemischten Salat essen. Wenn Sie den Salat ohne Öl, nur mit Magermilchjoghurt anmachen, können Sie für die Portion etwa 50 kcal veranschlagen. Berücksichtigen Sie Gemüse-und Salatreste, die noch aufgebraucht werden müssen.

7. Tag

**Getränke nachmittags:
reichlich Kräutertee oder stilles Mineralwasser**

Das 21-Tage-Trennkostprogramm zum Schlank- und Schönwerden*

(Rezepte aus dem 7-Tagesplan und dem anschließenden Rezeptteil, jeweils mit Seitenverweis)

* Dieser Plan ist nur als Vorschlag zu sehen, wie Sie 3 Wochen mit der Trennkost schlankheitsbewußt leben können. Er ist so zusammengesetzt, daß Lebensmittel innerhalb weniger Tage aufgebraucht werden und sich Ihre Einkäufe und die Kosten in einem vernünftigen Rahmen halten. Deshalb werden manche Gerichte auch wiederholt, was aber die geschmackliche Attraktivität der Kost nicht schmälert.

Tag	Frühstück	Zwischenmahlzeit
1	Rührei mit Schinken, S. 38	Apfel, S. 45
2	Beerenfrühstück, S. 39	Pumpernickel mit Gurke, S. 46
3	Vollkornbrot mit Quark und Aprikosenmus, S. 40	Weintrauben, S. 45
4	Bananenbrötchen, S. 40	Eiersalat mit Champignons, S. 44
5	Käsetoast, S. 40	Ananas, S. 45
6	Haferflockenmüsli, S. 40	Tomatencocktail, S. 42
7	Frischer Obstsalat, S. 24	Eiersalat mit Champigno▮ S. 44
8	Tutti frutti, S. 39	Schinkenröllchen, S. 44
9	Schinkenbrot, S. 41	Honigmelone, S. 45
10	Bananen-Apfel-Müsli, S. 41	Radieschenknäckebrot, S. 46
11	Bananenquark, S. 41	Tomaten mit Mozzarella, S. 48
12	Obstsalat, S. 24	Radieschenbrot, S. 28
13	Früchteteller/Käse, S. 39	Karottenrohkost, S. 49
14	Sektfrühstück, S. 38	Gebratene Tomaten mit Mozzarella, S. 44
15	Fruchtquark, S. 39	Paprika-Rohkostsalat, S. ◂
16	Champignons mit Spiegelei, S. 38	Kirschen, S. 45
17	Bananenbrötchen, S. 40	Karottenrohkost, S.49
18	Knusperquark, S. 42	Kirschdrink, S. 45
19	Heidelbeerquark, S. 42	Schinkenröllchen, S. 44
20	Bunter Frischkäse, S. 43	Ananas, S. 45
21	Rührei/Schinken, S. 38	Tomatencocktail, S. 42

Mittagessen	Zwischenmahlzeit	Abendessen
Rindergeschnetzeltes mit Salat, S. 50	Radieschenknäckebrot, S. 46	Kartoffel-Gemüsesuppe, S. 25
Gemüse-Fleisch-Pfanne, S. 51	Knäckebrot mit Rosinenquark, S. 46	Reistopf nach chinesischer Art, S. 23
Gemüseeintopf mit Huhn, S. 52	Kräuterknäckebrot, S. 46	Gemüserisotto, S. 56
Schollenfilet mit Fenchelgemüse, S. 54	Schinkenbrot, S. 41	Tsatsiki mit Gurken und Brot, S. 27
Geschnetzeltes mit Fenchelgemüse, S. 30	Pumpernickel mit Gurke, S. 46	Dillgurken mit Reis, S. 56
Putenschnitzel/Gemüse, S. 22	Kräuterquark, S. 48	Zucchini-Kartoffel-Gratin, S. 31
Gebackene Forelle mit Käsekruste, S. 26	Kräuterknäcke, S. 46	Reissalat mit Schinken, S. 57
Bandnudeln/Champig., S.58	Paprika-Joghurt-Drink, S. 48	Gemischter Kartoffelsalat, S. 61
Gemüseeintopf/Huhn, S. 52	Bananenmix, S. 47	Kartoffel-Lauch-Gratin, S. 60
Kalbsröllchen mit Spinatfüllung, S. 51	Griech. Gurkenjoghurt, S. 48	Reissalat mit Schinken, S. 57
Gegrillte Hähnchenkeule auf Gemüse, S. 52	Banane, S. 23	Gemischter Paprikasalat mit Feta, S. 63
Fischpfanne, S. 55	Bananenmix, S. 47	Gemüse-Nudel-Gratin, S. 58
Rösti mit Gemüse, S. 60	Knäckebrot/Quark, S.46	Chinesische Reispfanne, S. 57
Rotbarsch auf Tomaten-Paprika-Gemüse, S. 54	Honigmelone, S. 45	Spaghetti mit Karottensauce, S. 35
Putenröllchen mit Sprossen und Gemüse, S. 53	Schinkenbrot, S. 41	Salat mit Artischockenherzen und Oliven, S. 63
Chinesische Reispfanne, S. 57	Pumpernickel mit Gurke, S. 46	Bunter Nudelsalat, S. 59
Gemüseeintopf/Nudeln, S. 59	Quarkdip, S. 49	Spargel mit Bündner Fleisch, S. 62
Steak unter der Haube, S. 50	Radieschenbrot, S. 46	Spargelcreme-Suppe, S. 29
Räucherfischteller, S. 55	Pumpernickel/Gurke, S. 46	Pellkartoffeln/Kräuterquark, S. 60
Geflügelsalat »Madras«, S. 53	Kräuterknäcke, S. 46	Bunter Gemüsesalat, S. 33
Medaillon mit Salat, S. 34	Knuspersalat, S. 47	Gemüseteller, S. 62

Rezeptteil

Frühstücksvorschläge

Eiweißmahlzeiten

Rührei mit Schinken

ca. 280 kcal

Zu allen Eiweiß-
mahlzeiten kön-
nen Sie ein Glas
Fruchtsaft, bei-
spielsweise
150 ml Orangen-
saft trinken. Die
Kalorien für Früh-
stücke erhöhen
sich dann um
66 kcal.

1 Scheibe (30 g) gekochter magerer
Schinken (Rindersaftschinken oder
Hinterschinken vom Schwein)

1 TL Butter

2 Eier (Gewichtsklasse 4)

1 Prise jodiertes Meersalz

2 EL fettarme Milch

1 EL Schnittlauchröllchen

Den Schinken in feine Streifen schneiden.
In einer beschichteten Pfanne die Butter
erhitzen und den Schinken darin kurz von
allen Seiten anbraten. Die Eier zusammen
mit Meersalz, Milch und Schnittlauch verquirlen, die Masse über die Schinkenstrei-
fen geben und stocken lassen, dann mit
einer Gabel leicht durchrühren, bis die
Masse nicht mehr flüssig ist.

Gedünstete Champignons mit Spiegelei

ca. 270 kcal

150 g frische Champignons

1 EL Butter

weißer Pfeffer, jodiertes Meersalz

2 EL Schnittlauchröllchen

2 Eier (Gewichtsklasse 4)

Die Champignons (falls nötig) waschen
und putzen, dann blättrig schneiden. Die
Butter in einer beschichteten Pfanne
erhitzen und die Pilze darin unter gelegentlichem Wenden 3 Minuten andünsten. Das Ganze mit Pfeffer und Meersalz
würzen und den Schnittlauch untermengen. Die Eier vorsichtig in die Pfanne
schlagen und bei mäßiger Hitze stocken
lassen.

Sektfrühstück: Melone mit Schinken

ca. 285 kcal

250 g Honigmelone (Fruchtfleisch)

2 Scheiben (50 g) gekochter Schinken

Rindersaftschinken oder Hinterschinken

(vom Schwein) ohne Fettrand

100 ml trockener Sekt

Das Melonenstück in zwei Spalten teilen und zusammen mit dem Schinken auf einem Teller anrichten. Dazu ein Gläschen Sekt trinken.

Fruchtquark
ca. 253 kcal

150 g frische Früchte der Saison

(außer Bananen und Heidelbeeren)

150 g Magerquark

1 EL Zitronensaft

1 TL Frutilose

1 TL grobgehackte Mandeln oder Nüsse

Die Früchte waschen, putzen und je nach Sorte kleinschneiden oder pürieren. Den Quark zusammen mit Zitronensaft und Frutilose glattrühren, die Früchte daruntermischen und das Ganze mit gehackten Mandeln oder Nüssen bestreuen.

Tip

Ein besonders cremiger magerer Frischkäse ist Cremequark mit nur 0,2 Prozent Fett. Er eignet sich ideal für cremige Quarkspeisen und für Dips.

Frühstücksteller »Tutti frutti«
ca. 258 kcal

1 säuerlicher, saftiger Apfel (150 g)

1 Birne (125 g)

100 g Weintrauben, 1 Kiwi (70 g)

Apfel, Birne und Weintrauben waschen. Den Apfel und die Birne vierteln, das Kerngehäuse jeweils entfernen und die Früchte kleinschneiden. Die Kiwi dünn schälen, dann in Scheiben schneiden und diese vierteln. Die Fruchtstücke mischen.

Beerenfrühstück
ca. 200 kcal

300 g gemischte, frische Beeren

150 g gerührter Magermilchjoghurt

1 TL Frutilose

Die Beeren (Erdbeeren, Johannisbeeren, Himbeeren, Brombeeren) waschen, verlesen, putzen und in einer Schüssel mischen. Den Joghurt mit Frutilose dezent süßen und über die Beeren geben.

Früchteteller mit Käse
ca. 271 kcal

100 g Weintrauben

1 Birne (125 g)

1 Portion Camembert (62,5 g, 30 % F. i. Tr.)

Das Obst waschen. Die Birne vierteln, das Kerngehäuse entfernen und die Birnenviertel nochmals der Länge nach halbieren. Diese zusammen mit den Weintrauben und dem Camembertstück auf einem Teller anrichten.

Sie können auch Beeren mit Pfirsich, Aprikosen, Nektarinen, Kirschen etc. mischen. In der Fruchtmischung dürfen auch Heidelbeeren vorkommen, denn sie sind neutral und dürfen mit den Früchten der Eiweißgruppe gemischt werden.

Kohlenhydratmahlzeiten

Vollkornbrot mit Quark und Aprikosenmus

ca. 245 kcal

30 g getrocknete Aprikosen
2 EL (50 g) Magerquark
1 TL Honig
1 Scheibe (50 g) Roggenvollkornbrot oder
Vollkornbrot mit Sonnenblumenkernen

Für eine Obstmahlzeit (Basenmahlzeit) eignen sich alle frischen, saftreichen Früchte. Sie dürfen sie morgens in beliebiger Menge essen. Probieren Sie selbst aus, wieviel sie zum Frühstück essen können.

Die Aprikosen in einer Schüssel mit kochendheißem Wasser überbrühen, kurz durchziehen lassen, dann gut abtropfen lassen und sehr fein wiegen oder durch den Fleischwolf drehen bzw. mit dem Passierstab pürieren. Den Quark mit dem Honig glattrühren und auf das Brot streichen. Das Aprikosenmus darüber verteilen.

Bananen-Brötchen

ca. 262 kcal

1 Roggenvollkornbrötchen (50 g)
1 TL Halbfettmargarine
1 TL Zuckerrübensirup oder Honig
1 kleine Banane (100 g geschält)
1 TL Mandelblättchen

Das Roggenbrötchen halbieren, jede Hälfte mit Halbfettmargarine und Zukkerrübensirup oder Honig bestreichen. Die Banane schälen, in Scheiben schneiden, sie dachziegelartig auf die Brötchenhälften legen. Die Mandelblättchen darüberstreuen.

Käsetoast

ca. 295 kcal

2 Scheiben (à 20 g)
Weizenvollkorn-Toastbrot
1 TL Halbfettmargarine
1 mürber, süßer Apfel (100 g)
50 g Mozzarella in Scheiben

Das Toastbrot dünn mit Halbfettmargarine bestreichen. Den Apfel waschen, mit einem Apfelbohrer das Kernhaus herausstechen und den Apfel in dünne Ringe schneiden. Die Ringe auf die Brotscheiben verteilen, dann mit Mozzarella belegen. Die Brote unter dem Grill überbacken, bis der Käse schmilzt.

Tip

Mozzarella gehört zu den Frischkäsesorten und gilt in der Trennkost als neutral. Er hat weniger Kalorien als der ebenfalls neutrale Rahmkäse und eignet sich gut zum Überbacken.

Haferflockenmüsli

ca. 290 kcal

25 g gemischte ungeschwefelte Trockenfrüchte (Äpfel, Bananen, Aprikosen, Birnen, Pflaumen, Feigen, Rosinen)

40 g Vollkornhaferflocken	1 mürber, süßer Apfel (100 g)
1 TL Apfeldicksaft	1 TL Apfeldicksaft (10 g)
150 g gerührter Magermilchjoghurt	125 g gerührter Magermilchjoghurt

Die Trockenfrüchte in heißem Wasser einweichen und über Nacht durchziehen lassen. Das Wasser am nächsten Morgen abgießen und die Früchte kleinschneiden. Die Haferflocken und den Apfeldicksaft untermischen und den Joghurt darübergeben.

Schinkenbrot
ca. 225 kcal

1 Scheibe Roggenvollkornbrot (ca. 50 g)
1 TL Halbfettmargarine
1 Stück Salatgurke (50 g geschält)
25 g roher, magerer Schinken (evtl. vom Schwein oder Bündner Fleisch) in hauchdünnen Scheiben

Das Brot mit Halbfettmargarine bestreichen. Das Gurkenstück schälen, in dünne Scheiben schneiden und auf das Brot legen. Den Schinken darauf anrichten.

Bananen-Apfel-Müsli
ca. 295 kcal

20 g Weizenkörner (Sprießkornweizen aus dem Reformhaus)
1 TL Weizenkleie
2 TL ungeschwefelte Rosinen (10 g)
1 kleine Banane (100 g geschält)

Die Weizenkörner lauwarm waschen, dann in etwas Wasser über Nacht einweichen und quellen lassen. Am nächsten Morgen auf ein Sieb schütten und gut abtropfen lassen, dann in eine Schüssel geben und die Kleie untermischen. Die Rosinen heiß abspülen und hinzugeben. Alles gut vermengen. Die Banane schälen und in Scheibchen schneiden. Den Apfel waschen, vierteln, das Kerngehäuse entfernen und das Fruchtfleisch kleinschneiden. Dann das Obst unter die Körner mischen und das Müsli mit Apfeldicksaft und Joghurt mischen.

Bananenquark
ca. 250 kcal

1 Banane (125 g geschält)
125 g Magerquark
1 TL Frutilose (10 g)
1 TL gehackte Pistazien (5 g)

Die Banane schälen und mit einer Gabel fein zerdrücken. Das Mus unter den Quark mischen und das Ganze mit Frutilose süßen. Alles mit gehackten Pistazien bestreuen.

Magerquark eignet sich prima für eine Schönheitskur von außen. Machen Sie zweimal pro Woche eine Gesichtsmaske mit Quark. Sie spendet Kühlung, erfrischt und macht trockene Haut weich und geschmeidig.

Neutrale Mahlzeiten

Heidelbeerquark
ca. 167 kcal

175 g Cremequark, (0,2 % Fett)

1 TL Honig (10 g)

100 g Heidelbeeren (frisch oder TK-Ware)

Den Cremequark zusammen mit dem Honig glattrühren. Die Heidelbeeren waschen, verlesen, putzen, mit Küchenkrepp etwas trockentupfen, dann mit einer Gabel grob zerdrücken und unter den Quark rühren.

Heidelbeerjoghurt
ca. 115 kcal

100 g Heidelbeeren (frisch oder TK-Ware)

1 TL Frutilose

150 g gerührter Magermilchjoghurt

Die Heidelbeeren waschen, verlesen, putzen und mit einer Gabel grob zerdrücken. Zusammen mit der Frutilose unter den Joghurt rühren.

Knusperquark
ca. 254 kcal

20 g gehackte Nüsse oder Mandeln

(oder eine Mischung daraus)

1 TL Rosinen (5 g)

1 TL Frutilose

150 g Cremequark, (0,2 % Fett)

In den Heidelbeerquark und -joghurt können Sie noch gehackte und geröstete Nüsse oder Mandeln untermischen. 5 Gramm (ca. 1 TL) Nüsse haben ca. 30 Kilokalorien (kcal).

Die gehackten Nüsse oder Mandeln in einer beschichteten Pfanne unter Rühren trocken anrösten. Die Rosinen dazugeben und kurz mitrösten. Die Masse erkalten lassen. Die Frutilose unter den Cremequark rühren und die Knuspermischung untermengen

Kräuterquark
ca. 106 kcal

175 g Cremequark

2 – 3 EL frische, fein gewiegte Kräuter

(Schnittlauch, Dill, Kerbel, Petersilie etc.)

weißer Pfeffer

jodiertes Meersalz

Den Cremequark mit den Kräutern verrühren und das Ganze mit Pfeffer und Meersalz abschmecken.

Tomatencocktail
ca. 80 kcal

100 g Kirschtomaten oder kleine,

vollreife Tomaten

weißer Pfeffer

jodiertes Meersalz

2 EL Schnittlauchröllchen

100 g gerührter Magermilchjoghurt

2 EL (50 g) Cremequark, (0,2 % Fett)

Die Tomaten waschen, abtrocknen und halbieren, dann jeweils den grünlichen Stengelansatz herausschneiden. Größere

Tomaten würfeln, Kirschtomaten eventuell vierteln. Die Tomatenstücke mit Pfeffer, Meersalz und Schnittlauch mischen und kurz durchziehen lassen. Den Joghurt mit dem Quark glattrühren und darübergeben.

Gefüllte Paprika
ca. 215 kcal

1 runde oder ovale rote Paprikaschote (ca. 125 g geputzt)

100 g körniger Frischkäse

2 EL (50 g) Magerquark

weißer Pfeffer

jodiertes Meersalz

reichlich frische, feingewiegte Kräuter

5 Oliven (ca. 30 g, mit Paprikamark gefüllt)

Die Paprikaschote waschen, abtrocknen und oben einen Deckel abschneiden. Die Kerne und weißen Innenteile mit einem Löffel vorsichtig herauslösen. Den körnigen Frischkäse zusammen mit dem Quark in einer Schüssel mischen, das Ganze mit Pfeffer und Meersalz würzen und die Kräuter untermengen. Die Oliven fein wiegen und daruntermischen. Die Frischkäsemasse in die Paprikaschote füllen und fest andrücken. Den Deckel mit einem Holzstäbchen oder Zahnstocher darauf feststecken und die gefüllte Paprikaschote über Nacht in Folie gewickelt kühlstellen. In Scheiben schneiden.

Bunter Frischkäse
ca. 200 kcal

je 1 Stückchen rote, gelbe und grüne Paprikaschote (insgesamt ca. 100 g)

1 kleine Tomate (50 g)

1 Stückchen Salatgurke (50 g)

weißer Pfeffer

jodiertes Meersalz

1 EL Schnittlauchröllchen

150 g körniger Frischkäse

Die Paprikastücke in kleine Würfel schneiden. Die Tomate waschen, den Stengelansatz herausschneiden und die Tomaten würfeln. Das Gurkenstück schälen, fein würfeln und zusammen mit den anderen Gemüsestückchen mischen. Mit Pfeffer und Meersalz würzen und mit Schnittlauch vermengen. Dann das Gemüse unter den Frischkäse mischen.

Tip

Man kann statt Paprika und Gurke auch Karotten- und Zucchiniraspel unter den Frischkäse mischen. Auch Radieschenstifte, Maiskörner, Frühlingszwiebeln, Kohlrabi und viele andere Gemüsesorten mehr passen in dieses neutrale Gericht.

Die beiden Mahlzeiten auf dieser Seite können auch mit Toast oder Knäckebrot (1 Scheibe Toast 52 kcal, 1 Scheibe Knäckebrot 30 bis 40 kcal) serviert werden.

Zwischenmahlzeiten

Eiweißmahlzeiten (möglichst nur vormittags)

Eiersalat mit Champignons
ca. 112 kcal

1 hartgekochtes Ei (Gewichtsklasse 4)

75 g frische Champignons

1 EL Schnittlauchröllchen

weißer Pfeffer

jodiertes Meersalz

2 EL (50 g) gerührter Magermilchjoghurt

Das gekochte Ei abschrecken, abkühlen lassen, pellen und fein würfeln. Oder es im Eierschneider einmal der Länge und einmal quer durchschneiden. Die Eistückchen in eine Schüssel geben. Die Champignons falls nötig waschen und putzen, sie grob hacken und zu den Eistückchen geben. Den Schnittlauch untermischen und das Ganze mit Pfeffer und Meersalz würzen. Dann mit Joghurt vermengen.

Schinkenröllchen
ca. 142 kcal

4 – 6 Stangen gekochter, kalter Spargel

(150 g, evtl. von einer Hauptmahlzeit

aufheben)

2 Scheiben (50 g) gekochter Schinken (Rin-

dersaftschinken oder Schweineschinken)

2 EL Cremequark (50 g)

2 EL Schnittlauchröllchen

weißer Pfeffer

jodiertes Meersalz

Je zwei oder drei Spargelstangen auf eine Scheibe Schinken legen. Den Cremequark mit Schnittlauch, Pfeffer und Meersalz würzen und darauf verteilen. Die Schinkenscheiben zusammenrollen und auf einem Teller anrichten.

Spiegelei mit Champignons
ca. 136 kcal

1 TL Butter

1 Ei (Gewichtsklasse 4)

100 g frische Champignons

weißer Pfeffer

jodiertes Meersalz

Die Butter in einer beschichteten Pfanne erhitzen. Das Ei hineinschlagen und bei milder Hitze stocken lassen, bis der Eiweißrand nicht mehr flüssig ist. Inzwischen die Pilze (falls nötig) waschen und putzen, dann kleinschneiden und um das Ei herumlegen. Kurz mitbraten, dann das Ganze mit Pfeffer und Meersalz würzen.

Spargel ist ein sehr kalorienarmes Gemüse. 100 g haben gekocht nur 13 kcal, liefern viel Kalium, das entschlackend wirkt. Heben Sie das Spargelkochwasser auf, es eignet sich für Suppe und zum Trinken. Bitte nur leicht salzen!

Gebratene Tomaten mit Mozzarella
ca. 165 kcal

1 TL Butter

200 g kleine, vollreife Tomaten

weißer Pfeffer, jodiertes Meersalz

40 g Mozzarella in dünnen Scheiben

(italienischer Frischkäse mit 45 % F. i. Tr.)

1 EL Schnittlauchröllchen oder

feingewiegtes, frisches Basilikum

Die Butter in einer beschichteten Pfanne erhitzen. Die Tomaten waschen, den Stengelansatz jeweils herausschneiden und die Tomaten in Scheiben schneiden. In der Pfanne ausbreiten und anbraten. Mit Pfeffer und Meersalz würzen. Den Mozzarella in dünne Scheiben schneiden und darüber verteilen. Leicht miterhitzen, bis der Käse zu schmelzen beginnt, dann die Kräuter darüberstreuen.

Kirschdrink
ca. 136 kcal

100 g Süßkirschen (entsteint gewogen)

1 TL Frutilose

150 g gerührter Magermilchjoghurt

Die Kirschen waschen, mit Küchenkrepp trockentupfen, dann entsteinen und in einem Elektromixer zusammen mit der Frutilose pürieren. Den Joghurt unterrühren und das Ganze in ein Glas füllen.

Obstmahlzeiten

Apfel (ca. 108 kcal)
200 g säuerlicher, saftiger Apfel

Birne (ca. 83 kcal)
150 g Birne

Weintrauben (ca. 110 kcal)
150 g Weintrauben

Erdbeeren (ca. 100 kcal)
300 g frische Erdbeeren

Ananas (ca. 114 kcal)
2 Scheiben (200 g) frische Ananas

Honigmelone (ca. 106 kcal)
200 g Honigmelone (Fruchtfleisch)

Aprikosen (ca. 94 kcal)
200 g frische Aprikosen (entsteint)

Kiwi (ca. 75 kcal)
2 Kiwis (ca. 150 g)

Grapefruit (ca. 86 kcal)
1 große Grapefruit (200 g Fruchtfleisch)

Kirschen (ca. 118 kcal)
200 g Süßkirschen (entsteint)

Die Früchte können Sie entsprechend dem Kirschdrink auch als Drink verarbeiten. Nehmen Sie etwa 100 g geputzte und entsteinte Früchte, 1 TL Frutilose (29 kcal) und 150 g gerührten Magermilchjoghurt (48 kcal). Sie können auch fettarme Sauermilch, Kefir oder Buttermilch verwenden.

Kohlenhydratmahlzeiten (vor- und nachmittags)

Radieschenknäckebrot
ca. 60 kcal

1 TL Halbfettmargarine

1 Scheibe Vollkornknäckebrot

5 Radieschen (ca. 30 g)

1 TL Schnittlauchröllchen

weißer Pfeffer, jodiertes Meersalz

Bei nur 60 kcal können Sie – je nach Hunger – auch zwei Radieschenknäckebrote essen. Besonders saftig schmeckt das Ganze, wenn Sie die Radieschenscheiben auf Salatblättern anrichten.

Die Halbfettmargarine auf das Knäckebrot streichen. Die Radieschen waschen, das Grünzeug und die langen Wurzelenden abschneiden und die Radieschenknollen in Scheiben schneiden. Diese auf das Brot legen und mit Schnittlauch, Pfeffer und etwas Meersalz bestreuen.

Pumpernickel mit Gurke
ca. 108 kcal

1 TL Halbfettmargarine

1 Scheibe Pumpernickel (40 g)

1 Stück Salatgurke (50 g)

1 TL feingewiegter Dill

weißer Pfeffer, jodiertes Meersalz

Die Halbfettmargarine auf das Brot streichen. Das Gurkenstück schälen, in dünne Scheiben schneiden und auf dem Brot verteilen. Mit Dill bestreuen und mit Pfeffer sowie Meersalz würzen.

Knäckebrot mit Rosinenquark
ca. 90 kcal

1 EL Rosinen (10 g Trockengewicht)

2 EL (50 g) Cremequark, 0,2 % Fett

1 Scheibe Vollkornknäckebrot

Die Rosinen 1 bis 2 Stunden in Wasser einweichen, dann abgießen, mit Küchenkrepp abtupfen und kleinschneiden. Mit dem Cremequark vermengen und das Ganze auf dem Knäckebrot verteilen.

Schinkenbrot
ca. 120 kcal

1 Scheibe Pumpernickel

1 TL Halbfettmargarine

10 g magerer roher Schinken (Bündner Fleisch oder Schinken vom Schwein)

einige Scheiben frische Gurke

oder Tomate

Das Brot mit Halbfettmargarine bestreichen und Schinken darauflegen. Mit Gurken- oder Tomatenscheiben garnieren.

Kräuterknäcke
ca. 85 kcal

1 Scheibe Vollkornkäckebrot

2 EL körniger Frischkäse (50 g)

1 TL feingewiegte Kräuter

Das Knäckebrot mit Frischkäse bestreichen und die Kräuter daraufstreuen.

Bananenmix
ca. 168 kcal

1 kleine, vollreife Banane

(100 g geschält)

1 TL Frutilose (10 g)

150 g Buttermilch

Die Banane schälen, mit einer Gabel fein zerdrücken und mit der Frutilose sowie der Buttermilch gut verquirlen.

Knuspersalat
ca. 115 kcal

75 g frischer Blattsalat

(Kopfsalat, Frisee, Römersalat o. a.)

3 Radieschen (20 g) oder

Kirschtomaten, 1 TL Molkosan

(vergorenes Molkenkonzentrat)

weißer Pfeffer, jodiertes Meersalz

einige Tropfen Sonnenblumenöl

1 TL Schnittlauchröllchen

1 Scheibe Vollkorntoastbrot (20 g)

Den Blattsalat zerpflücken, waschen, putzen und gut abtropfen lassen. Die Radieschen waschen oder Tomaten waschen, putzen und in Scheiben schneiden, mit den Salatblättern mischen. Molkosan, Pfeffer, Meersalz, Öl und Schnittlauch miteinander verrühren und über den Salat geben. Das Ganze locker vermengen. Das Toastbrot goldbraun rösten, in Würfel schneiden und darüber verteilen.

Quarkspeise mit Trockenobst
ca. 200 kcal

25 g gemischtes Trockenobst (Apfel,

Birne, Pflaumen, Feigen, Aprikosen)

100 g Magerquark

2 EL gerührter Magermilchjoghurt

¹/₂ TL Frutilose

1 TL gehackte Haselnüsse

etwas Leinsamen zum Bestreuen

Das Trockenobst morgens einweichen, dann für die Zwischenmahlzeit abgießen und kleinschneiden. Den Magerquark zusammen mit dem Joghurt verrühren und die Fruchtstückchen sowie die Haselnüsse untermischen. Das Ganze kurz durchziehen lassen, dann, (falls nötig), mit wenig Frutilose süßen. Das Ganze mit Leinsamen bestreuen.

Tip

Diese kleine Mahlzeit ist besonders gut für die Darmtätigkeit, denn Trockenobst und Leinsamen enthalten reichlich Ballaststoffe, die den Darm in Schwung halten. Beachten Sie bitte bei der Verwendung von Trockenobst, daß es Süße mit in die Speisen bringt; verwenden Sie daher zusätzliche Süßungsmittel wie Honig oder Frutilose nur zum Abschmecken.

Buttermilch ist nicht nur besonders kalorienarm, sie ist auch gut für die Verdauung und für eine schöne Haut. Baden Sie doch mal in Buttermilch! Für 1 Vollbad benötigen Sie drei Liter Buttermilch.

Neutrale Mahlzeiten (vor- und nachmittags)

Mozzarella mit Tomaten
ca. 125 kcal

200 g kleine, vollreife Tomaten

40 g Mozzarella (ital. Frischkäse

mit 45 % F. i. Tr.)

weißer Pfeffer, jodiertes Meersalz

Knoblauchpulver nach Geschmack

frisches Basilikum

Sie haben eine Kohlenhydratmahlzeit, wenn Sie dazu Brot (z. B. 1 Scheibe Knäckebrot mit 30 bis 40 kcal oder 1 Scheibe Toastbrot mit 52 kcal) servieren.

Die Tomaten waschen, abtrocknen, jeweils den Stengelansatz herausschneiden und die Tomaten in Scheiben schneiden. Den Mozzarella aus der Lake nehmen und in dünne Scheiben schneiden. Tomaten- und Mozzarellascheiben auf einem Teller anrichten und mit Pfeffer und Meersalz sowie mit Knoblauch würzen und mit Basilikum garnieren.

Kräuterquark
ca. 105 kcal

3 EL frische, feingewiegte Kräuter

(Schnittlauch, Dill, Petersilie, Kerbel etc.)

weißer Pfeffer, jodiertes Meersalz

175 g Cremequark (0,2 % Fett)

Die gewiegten Kräuter zusammen mit Pfeffer und Meersalz unter den Quark mischen, das Ganze pikant abschmecken.

Paprika-Joghurt-Drink
ca. 80 kcal

1 rote Paprikaschote (125 g geputzt)

1 Schalotte

¹/₂ kleine Knoblauchzehe nach Geschmack

1 EL grobgewiegte Petersilie

150 g gerührter Magermilchjoghurt

weißer Pfeffer, Paprikapulver edelsüß,

jodiertes Meersalz

Die Paprikaschote waschen, abtrocknen, halbieren, den Stengelansatz sowie die Kerne und die weißen Innenteile entfernen und das Fruchtfleisch kleinschneiden. Die Schalotte und die Knoblauchzehe abziehen und ebenfalls kleinschneiden. Paprika, Schalotte, Knoblauch und Petersilie in einem Elektromixer oder mit einem Pürierstab zermusen, den Joghurt langsam dazugeben und das Ganze kräftig verquirlen. Mit Pfeffer, Paprika und Meersalz abschmecken.

Griechischer Gurkenjoghurt
ca. 80 kcal

1 Stück Salatgurke (ca. 200 g)

¹/₂ kleine Knoblauchzehe nach

Geschmack

3 EL frischer, feingewiegter Dill

150 g gerührter Magermilchjoghurt

weißer Pfeffer,

jodiertes Meersalz

Das Gurkenstück schälen, kleinschneiden und in einen Elektromixer geben. Die Knoblauchzehe abziehen und durch eine Presse zu den Gurkenstücken drücken. Den Dill dazugeben und das Ganze fein pürieren. Den Joghurt dazugeben und darunterquirlen. Den Drink mit Pfeffer und Meersalz abschmecken. Mit gerösteten Toastbrotwürfeln bestreut gilt er als Kohlenhydratmahlzeit (als Vorspeise eines Kohlenhydratmenüs).

Karottenrohkost mit Mandeln
ca. 100 kcal

250 g Karotten

weißer Pfeffer, jodiertes Meersalz

1 TL (5 g) gehackte Mandeln

1 TL feingewiegte Petersilie

Die Karotten waschen, putzen und grob raspeln. Mit Pfeffer und Meersalz würzen, vermengen und kurz durchziehen lassen. Die gehackten Mandeln daruntermischen und die Rohkost mit Petersilie bestreuen.

Paprika-Rohkostsalat
ca. 60 kcal

200 g Paprikaschoten (geputzt gewogen)

1 EL feingewiegte Petersilie

weißer Pfeffer, jodiertes Meersalz

2 EL (50 g) gerührter Magermilchjoghurt

Die Paprikaschoten waschen, abtrocknen, halbieren, dann den Stengelansatz herausschneiden, die Kerne und die weißen Innenteile entfernen und das Fruchtfleisch fein würfeln. Die Petersilie untermischen und das Ganze mit Pfeffer und Meersalz würzen. Den Joghurt unterheben.

Quarkdip mit Gurkenstücken
ca. 120 kcal

150 g Cremequark, (0,2 % Fett)

ein Hauch Knoblauch nach Geschmack

weißer Pfeffer

jodiertes Meersalz

2 EL feingewiegter Dill

250 g Salatgurke

Den Quark zusammen mit Knoblauch, Pfeffer und Meersalz verrühren und den Dill untermischen. Das Gurkenstück waschen, schälen, längs in dicke Stifte schneiden und zum Quarkdip servieren.

Tip

Die gleichen Zutaten können Sie zu einem pikanten Gurkenquark verarbeiten. Hierfür werden Gurke, Dill und Knoblauch zerkleinert und mit Quark vermischt.

Man kann die Rohkost noch mit einigen Tropfen Sonnenblumenöl ($^{1}/_{2}$ TL liefert ca. 23 kcal) verfeinern. Beachten Sie bei Rohkost, daß das darin enthaltene fett lösliche Carotin (Provitamin A) nur zusammen mit Fett optimal verwertet werden kann.

Warme und kalte Hauptmahlzeiten

Eiweißmahlzeiten (möglichst nur mittags)

Rindergeschnetzeltes mit Salat

ca. 300 kcal

100 g Rinderfilet
1 TL Butterschmalz
weißer Pfeffer
jodiertes Meersalz
100 g frische Champignons
1 Scheibe frische Ananas (100 g)
50 g Bambussprossen (aus dem Glas)
Curry
100 ml vegetarische Gemüsebrühe
1 Meßlöffel Biobin
150 g Kopfsalat
1 Schalotte
2 EL Schnittlauchröllchen
2 EL Magermilchjoghurt (50 g)
1 EL Zitronensaft

Je nach Hunger können Sie die Menge der Gemüse- und Salatzutaten erhöhen. Sie können beispielsweise mehr Pilze und Bambussprossen verwenden. Auch darf die Salatportion größer sein.

Das Filetstück in feine Streifen schneiden. In einer beschichteten Pfanne das Butterschmalz erhitzen und die Fleischstreifen darin von allen Seiten scharf anbraten. Mit Pfeffer und Meersalz würzen und aus der Pfanne nehmen. Die Champignons (falls nötig) waschen und putzen, dann blättrig schneiden und in der Pfanne kurz anbraten. Von der Ananasscheibe den Rand wegschneiden, das Fruchtfleisch kleinschneiden und unter die Champignons mischen. Das Ganze unter gelegentlichem Wenden andünsten, die Bambussprossen in feine Streifen schneiden und dazugeben. Die Fleischstreifen untermischen, mit Curry würzen, die Hälfte der Gemüsebrühe einrühren und das Ganze aufkochen. Die andere Hälfte der Brühe mit Biobin verrühren und die Mischung ins Fleischgericht einrühren. Den Salat waschen, putzen und in mundgerechte Stücke schneiden. Die Schalotte abziehen fein würfeln und zusammen mit dem Schnittlauch unter den Joghurt mischen. Mit Pfeffer, Meersalz und Zitronensaft abschmecken.

Steak »unter der Haube«

ca. 335 kcal

100 g Rindermedaillon
weißer Pfeffer, jodiertes Meersalz
1 TL Butterschmalz
125 g frischer Blattspinat
$^1/_2$ Knoblauchzehe
2 EL geriebener Parmesan (20 g)
etwas Butter zum Einfetten (3 g)
2 EL (50 g) Maiskörner (aus der Dose)

Das Medaillon mit dem Handballen leicht flachdrücken, mit Pfeffer und Meersalz würzen. Das Butterschmalz in einer beschichteten Pfanne erhitzen und das Fleisch darin von beiden Seiten scharf anbraten. Den Blattspinat verlesen, putzen und kurz waschen, ihn auf ein Sieb geben und mit kochendheißem Wasser überbrühen. Gut abtropfen lassen, dann in die Pfanne geben. Die Knoblauchzehe abziehen und durch eine Presse dazudrücken. Den Spinat von allen Seiten andünsten, mit Pfeffer, Muskat und Meersalz würzen. Eine flache, hitzefeste Form mit Butter ausstreichen, das Fleisch hineinlegen, den Mais darauf verteilen und das Ganze mit der Spinatmasse bedecken. Den Käse darüberstreuen und das Gericht im Grill 5 Minuten gratinieren.

Italienische Kalbsröllchen mit Spinatfüllung
ca. 285 kcal

1 dünnes Kalbsschnitzel (100 g)

weißer Pfeffer, jodiertes Meersalz

150 g frischer Blattspinat

etwas Knoblauchgranulat nach Geschmack

1 TL gehackte Mandeln (5 g)

50 g Mozzarella

etwas Butter für die Form (3 g)

Das Schnitzel auf einem Brett ausbreiten und leicht klopfen, mit Pfeffer und Meersalz würzen. Den Spinat verlesen, waschen, putzen und mit kochendheißem

Wasser überbrühen. Dann alles in einem Elektromixer oder mit dem Passierstab pürieren und etwa ein Drittel der Masse auf das Schnitzel streichen. Mit Pfeffer und Meersalz würzen, nach Belieben auch etwas Knoblauchgranulat darüberstreuen. Die gehackten Mandeln daraufstreuen. Die Mozzarella in Streifen schneiden und die Hälfte auf dem Spinat verteilen. Das Fleisch aufrollen. Eine flache, hitzefeste Form mit Butter ausstreichen und den Backofen auf 200 °C vorheizen. Die Roulade in 2 cm breite Scheiben schneiden und diese flach in die Form legen. Den restlichen Spinat dazwischen verteilen, den restlichen Mozzarella daraufgeben und das Ganze zugedeckt 20 Minuten im Backofen garen. Dann offen noch 5 Minuten gratinieren.

Gemüse-Fleisch-Pfanne
ca. 319 kcal

100 g Rinderfilet, 1 TL Butter

weißer Pfeffer, Paprikapulver edelsüß,

Knoblauchgranulat, jodiertes Meersalz

1 rote Paprikaschote (150 g geputzt)

1 kleiner Zucchino (100 g geputzt)

100 g Maiskörner (TK-Ware)

50 ml vegetarische Gemüsebrühe

Tabasco zum Abschmecken

Das Fleisch in feine Streifen schneiden. Die Butter in einer beschichteten Pfanne

Essen Sie zu der Hauptmahlzeit noch eine große Portion Salat der Saison. Zum Beispiel einen Tomatensalat mit Zwiebeln und Schnittlauch. Rechnen Sie hierfür (200 g Tomaten, 1 TL Öl) etwa 80 kcal hinzu. Bei 200 g Kopfsalat sind es nur 65 kcal.

erhitzen und das Fleisch darin von allen Seiten scharf anbraten. Dann mit Pfeffer, Paprika, Knoblauch und Meersalz würzen und herausnehmen. Das frische Gemüse waschen, putzen und in feine Streifen schneiden. In der Pfanne andünsten, den Mais dazugeben, das Ganze würzen und zugedeckt 10 Minuten bei milder Hitze dünsten. Das Fleisch und die Brühe untermengen und das Gericht mit Tabasco abschmecken.

Gegrillte Hähnchenkeule auf Gemüse

ca. 287 kcal

1 fleischige Hähnchenkeule

(Fleischgewicht ca. 150 g)

weißer Pfeffer, Paprikapulver edelsüß,

Curry, jodiertes Meersalz

75 g Frühlingszwiebeln

1 gelbe Paprikaschote (150 g geputzt)

1 rote Paprikaschote (150 g geputzt)

1 TL Butter

1 Msp. vegetarische Gemüsebrühe

(Instantpulver)

2 EL feingewiegte Petersilie

Die Hähnchenkeule kalt abbrausen, gut trockentupfen und von allen Seiten mit Pfeffer, Paprika, Curry und Meersalz würzen. Unter dem Grill etwa 30 Minuten braten, zwischendurch wenden. Das Gemüse waschen, putzen und in feine

Statt der Hähnchenkeule können Sie ein Hähnchenschnitzel (Brust) grillen. Das Gericht hat dann 25 kcal. weniger. Wenn Sie für andere Mahlzeiten gegartes Hähnchenfleisch brauchen, können Sie es gleich mit zubereiten.

Streifen schneiden. Die Butter in einem weiten Topf erhitzen, das Gemüse dazugeben und unter gelegentlichem Wenden andünsten. Zugedeckt 10 Minuten dünsten, dann mit der Instantbrühe abschmecken und die Petersilie untermischen. Die gegrillte Hähnchenkeule auf dem Gemüse anrichten.

Gemüseeintopf mit Huhn

ca. 275 kcal

100 g gegartes Hähnchenfleisch

(z.B. von der Keule oder Hähnchenbrust)

1 Stück Lauch (ca. 100 g)

150 g Karotten

1 Stück Sellerieknolle (75 g geputzt)

1 Kohlrabiknolle (75 g)

1 TL Butter

500 ml vegetarische Gemüsebrühe

2 EL feingewiegte Petersilie

Das Hähnchenfleisch in mundgerechte Stücke schneiden. Das Gemüse waschen, putzen und in Streifen und Würfelchen schneiden. Die Butter in einem weiten Topf erhitzen und das Gemüse darin unter gelegentlichem Rühren rundherum andünsten. Dann die Brühe dazugießen, das Ganze aufkochen und zugedeckt bei milder Hitze ca. 20 Minuten garen. Das Hähnchenfleisch dazugeben und den Eintopf mit Petersilie bestreuen.

Putenröllchen mit Sprossen und Mischgemüse
ca. 350 kcal

1 dünnes Putenschnitzel (ca. 125 g)

weißer Pfeffer, Curry, jodiertes Meersalz

50 g Bambussprossen (Bambusschößlinge aus dem Glas)

2 EL Sojabohnensprossen (aus dem Glas)

1 TL Butter

300 g Erbsen und Karotten (TK-Ware)

1 Prise vegetarische Gemüsebrühe (Instantpulver)

Das Schnitzel dünn klopfen und mit Pfeffer, Curry und Meersalz würzen. Die Bambussprosen in feine Stifte schneiden und zusammen mit den Sojabohnensprossen auf dem Fleisch verteilen. Das Fleisch aufrollen und in daumendicke Scheiben schneiden. Jedes Röllchen mit einem Zahnstocher zusammenstecken. Die Butter in einer Pfanne erhitzen und die Fleischscheiben hineinlegen. Anbraten und vorsichtig wenden. Das Gemüse nach Packungsvorschrift garen, mit Gemüsebrühe, Pfeffer und Meersalz abschmecken und zum Fleisch servieren.

Variation
Statt Erbsen und Karotten können Sie auch anderes Gemüse aus der Tiefkühltruhe verwenden.

Geflügelsalat „Madras"
ca. 295 kcal

100 g gegartes Hähnchenfleisch aus der Brust

1 TL Sojasauce

1 TL Zitronensaft

weißer Pfeffer, Curry, jodiertes Meersalz

1 Scheibe frische Ananas (100 g)

100 g frische Champignons

75 g Bambussprossen (Bambusschößlinge aus dem Glas)

1 kleine Staude Chicorée (50 g)

1 EL Salatöl (10 g)

Das Fleisch in feine Streifen schneiden und in einer Mischung aus Sojasauce, Zitronensaft, Pfeffer, Curry und Meersalz 20 Minuten marinieren. Von der Ananasscheibe die Schale wegschneiden und das Fruchtfleisch kleinschneiden. Die Champignons (falls nötig) waschen und putzen, dann blättrig schneiden. Die Bambussprossen in dünne Stifte schneiden. Den Chicorée halbieren, den bitteren Strunk jeweils keilförmig herausschneiden und die Staudenhälften in schmale Streifen schneiden. Ananas, Champignons und Chicorée in einer Schüssel locker mischen, das Fleisch samt der Marinade untermengen und zuletzt das Öl unterheben. Den Salat abschmecken und bei Bedarf nachwürzen.

Statt Öl (1 Eßlöffel hat ca. 90 kcal) **können Sie auch Sahne verwenden. 1 Eßlöffel Sahne hat rund 31 kcal.**

Schollenfilet mit Fenchelgemüse
ca. 348 kcal

1 küchenfertiges Schollenfilet (ca. 150 g)
1 TL Zitronensaft
weißer Pfeffer
jodiertes Meersalz
1 EL Butter
300 g Fenchelknolle mit Grün
100 g Kohlrabi
2 EL Sahne (20 g)
1 Msp. vegetarische Gemüsebrühe

Das Schollenfilet kalt abbrausen, trockentupfen und rundherum mit Zitronensaft einreiben. Einige Minuten durchziehen lassen, dann wieder abtupfen und mit Pfeffer und Meersalz würzen. Einen Teelöffel Butter in einer beschichteten Pfanne erhitzen und das Fischfilet darin anbraten. Das Filet nach 2 Minuten wenden und zugedeckt weitere 8 Minuten bei milder Hitze fertiggaren. Das Gemüse waschen, putzen, in Streifen schneiden und in der restlichen Butter andünsten. Das Fenchelgrün fein wiegen und untermischen. Das Gemüse zugedeckt etwa 10 Minuten garen, dann mit Pfeffer und Meersalz würzen, die Sahne untermischen und das Ganze mit Gemüsebrühe abrunden.

Überbackener Rotbarsch auf Tomaten-Paprika-Gemüse
ca. 370 kcal

150 g Rotbarschfilet (küchenfertig)
1 EL Zitronensaft
weißer Pfeffer, jodiertes Meersalz
1 EL Butter
200 g Tomaten
200 g rote Paprikaschoten (geputzt)
2 EL feingewiegter Dill
1 EL feingewiegte Petersilie
1 – 2 EL geriebener Parmesan (15 g)

Das Fischfilet kalt abbrausen, gut trockentupfen und mit Zitronensaft einreiben. Kurz durchziehen lassen, dann mit Pfeffer und Meersalz würzen. Einen Teelöffel Butter in einer beschichteten Pfanne erhitzen und das Fischfilet darin bei mäßiger Hitze auf jeder Seite etwa 3 Minuten anbraten. Das Gemüse waschen, putzen und fein würfeln. In einem Topf die restliche Butter erhitzen und die Gemüsewürfel darin unter Rühren andünsten. Die Kräuter untermischen und das Ganze zugedeckt 5 Minuten dünsten. Den Backofen auf 180°C vorheizen. Das Gemüse mit Pfeffer und Meersalz würzen und in eine hitzefeste Form geben. Das Fischfilet darauflegen und mit Käse bestreuen. Das Ganze offen im Backofen knapp 10 Minuten backen.

Wenn Sie noch Kalorien sparen wollen oder müssen, dann lassen Sie den Käse weg, und verzichten Sie auf das Überbacken. Sie müssen dann aber den Fisch und das Gemüse einige Minuten länger dünsten. Der Energiegehalt dieser Mahlzeit beträgt ohne den Käse ca. 317 kcal.

Fischpfanne „Helgoland"
ca. 371 kcal

150 g schwarzer Heilbutt (küchenfertig)

1 EL Zitronensaft

weißer Pfeffer

jodiertes Meersalz

50 g Frühlingszwiebeln

100 g Kohlrabi

250 g Karotten

1 EL Butter

2 EL feingewiegter Dill

1 Msp. vegetarische Gemüsebrühe

(Instantpulver)

1 EL Sahne (10 g)

Das Heilbuttfilet kalt abbrausen, trockentupfen und in Würfel schneiden. Mit Zitronensaft beträufeln und einige Minuten durchziehen lassen. Das Gemüse waschen, putzen und in Streifen schneiden. Die Butter in einer beschichteten Pfanne erhitzen und das Gemüse unter gelegentlichem Wenden darin von allen Seiten andünsten. Die Fischstücke auf Küchenkrepp etwas abtrocknen lassen, dann mit Pfeffer und Meersalz würzen und zum Gemüse geben. Den Dill untermischen und das Ganze zugedeckt bei milder Hitze 10 Minuten dünsten. Dann die Instantbrühe und die Sahne einrühren und die Fischpfanne abschmecken.

Räucherfisch-Teller mit Salat
ca. 372 kcal

1 geräuchertes Makrelenfilet

(Pfeffermakrele, 125 g)

50 g Blattsalat (Feldsalat, Kopfsalat o. a.)

100 g Staudensellerie mit Grün

150 g Salatgurke

3 EL frischer, feingewiegter Dill

1 Tomate

1 EL Zitronensaft

weißer Pfeffer

jodiertes Meersalz

1 EL Meerrettich aus dem Glas

2 EL gerührter Magermilchjoghurt

Vom Makrelenfilet die Haut abziehen. Die Salatgemüse waschen und putzen. Mit dem Blattsalat einen Teller auslegen. Den Staudensellerie und das Gurkenstuck in feine Scheiben schneiden, das Grünzeug fein wiegen, dann das Ganze auf dem Blattsalat anrichten. Das Fischfilet dazulegen und das Ganze mit etwas Dill bestreuen. Die Tomate vierteln und den Salatteller damit garnieren. Den Zitronensaft zusammen mit den Gewürzen und dem Meerrettich unter den Joghurt rühren und die Sauce über dem Salat verteilen.

Sie können auch anderen Fisch und anderes Gemüse verwenden. Zu Fisch passen auch Fenchelknolle, Blattspinat, Erbsen, Tomaten, Paprika und Staudensellerie.

Kohlenhydratmahlzeiten (mittags und abends)

Dillgurken mit Reis
ca. 394 kcal

40 g Basmatireis (Rohgewicht)

jodiertes Meersalz

20 g roher Schinken ohne Fettrand

1 kleine Zwiebel, 250 g Salatgurke

1 TL Sojaöl

50 ml vegetarische Gemüsebrühe

(aus Instantpulver)

10 g schwarze Oliven

30 g griechischer Schafkäse

weißer Pfeffer

Bund frischer, feingewiegter Dill

Basmatireis ist ein geschälter Reis aus dem Himalajagebiet mit unvergleichem Aroma und blumigem Duft. Sie sollten ihm für dieses Gericht gegenüber Naturreis (Vollkornreis) den Vorzug geben, auch wenn in der Trennkost üblicherweise nur Vollkornprodukte verwendet werden sollen.

Den Reis zusammen mit etwa 100 Milliliter Wasser und etwas Meersalz zum Kochen bringen und zugedeckt bei milder Hitze etwa 20 Minuten ausquellen lassen. Den Schinken in feine Streifen schneiden, die Zwiebel abziehen und fein würfeln. Die Gurke schälen, längs halbieren und mit einem Löffel die Kerne herausschaben. Das Fruchtfleisch in Scheiben schneiden. Das Öl in einem Topf erhitzen und den Schinken sowie die Zwiebelwürfel darin anbraten. Die Gurkenscheiben dazugeben, kurz mitdünsten, dann die Brühe dazugeben und das Ganze 10 Minuten dünsten. Vom Herd nehmen, die Oliven dazugeben und den Käse darüberbröckeln. Das Ganze mit Pfeffer und Meersalz würzen und den Dill untermischen. Dazu den Reis servieren.

(auf dem Umschlagfoto)

Gemüserisotto
ca. 318 kcal

1 TL Butter

40 g Naturreis (Rohgewicht)

100 ml vegetarische Gemüsebrühe

(aus Instantpulver)

200 g Erbsen und Karotten (TK-Ware)

100 g frische Champignons

weißer Pfeffer, Curry, jodiertes Meersalz

1 EL feingewiegte Petersilie

Die Butter in einem Topf erhitzen und den Reis darin unter Rühren kurz andünsten. Die Brühe dazugießen, das Ganze zum Kochen bringen und zugedeckt bei milder Hitze 15 Minuten ausquellen lassen. Dann das TK-Gemüse untermischen und zugedeckt mitgaren. Die Pilze waschen, falls nötig putzen, dann grob zerkleinern und zur Gemüse-Reis-Mischung geben. Kurz miterhitzen, dann das Risotto mit Pfeffer, Curry und Meersalz abschmecken und mit Petersilie bestreuen.

Variation
Sie können statt der Erbsen und Karotten ein anderes Gemüse verwenden (z. B. Paprikaschoten, Zucchini, Kohlrabi).

Chinesische Reispfanne

ca. 346 kcal

10 g getrocknete chinesische Pilze

2 TL Butter

40 g Basmatireis (Rohgewicht)

1 kleine Knoblauchzehe

jodiertes Meersalz

100 g Frühlingszwiebeln

200 g Karotten

50 g Bambussprossen

(Bambusschößlinge aus dem Glas)

2 EL (50 g) Sojabohnensprossen

(aus dem Glas)

weißer Pfeffer, Ingwer gemahlen,

Koriander gemahlen

Die Trockenpilze in reichlich warmem Wasser einweichen. Einen Teelöffel Butter in einem weiten Topf erhitzen und den Reis unter Rühren darin glasig werden lassen. Den Knoblauch abziehen und dazudrücken, dann 100 Milliliter Wasser und etwas Meersalz hinzugeben und das Ganze zum Kochen bringen. Bei milder Hitze zugedeckt etwa 18 Minuten garen. Das Gemüse waschen, putzen und in feine Streifen schneiden. Die restliche Butter in einer beschichteten Pfanne erhitzen und das Gemüse zusammen mit den Sojabohnensprossen darin anbraten. Das Gemüse mit Pfeffer, Ingwer und Koriander würzen. Die Pilze abgießen, das Wasser auffangen, die Pilze in feine Streifen

schneiden und zum Gemüse geben. 50 Milliliter Einweichflüssigkeit unterrühren und das Ganze offen ca. 5 Minuten köcheln. Dann den gegarten Reis untermischen und das Gericht abschmecken.

Reissalat mit Schinken

ca. 351 kcal

40 g Naturreis (Rohgewicht)

jodiertes Meersalz

30 g roher Schinken ohne Fettrand

(»Bündner Fleisch« vom Rind oder

Schinken vom Schwein)

100 g Erbsen und Karotten (TK-Ware)

2 EL gerührter Magermilchjoghurt

1 TL Sahne, weißer Pfeffer

2 EL frische, feingewiegte Petersilie oder

Schnittlauchröllchen

Den Reis zusammen mit etwas Meersalz in 100 Milliliter kochendes Wasser geben und bei milder Hitze zugedeckt etwa 20 Minuten ausquellen lassen. Den Schinken fein würfeln. Das Gemüse nach Packungsanweisung in wenig Wasser mit etwas Meersalz garen, dann abkühlen lassen. Den Reis abschrecken und erkalten lassen, dann die Schinkenwürfel und das Gemüse untermischen. In den Joghurt die Sahne und die Gewürze einrühren, die Sauce unter die Reismischung mengen und den Salat mit Kräutern bestreuen.

Wenn Sie keine chinesischen Trockenpilze bekommen, können Sie auch frische Austernpilze oder Champignons verwenden. Sie benötigen etwa 100 g Frischware.

Gemüse-Nudel-Gratin
ca. 366 kcal

1 rote Paprikaschote (150 g geputzt)

1 Zucchino (150 g), 1 Karotte (100 g)

1 kleine Zwiebel

1 TL Butter

weißer Pfeffer, Paprikapulver edelsüß,

jodiertes Meersalz

1 TL Kräuter der Provence

40 g Vollkornnudeln (Rohgewicht)

40 g Mozzarella

Sie können auch anderes Gemüse verwenden, so zum Beispiel eine Mischung aus Frühlingszwiebeln, Chinakohl und Karotten.

Paprika, Zucchino und Karotte waschen, putzen und in kleine Würfel schneiden. Die Zwiebel abziehen und ebenfalls fein würfeln. Die Butter in einer beschichteten Pfanne erhitzen, die Zwiebeln darin glasig dünsten, dann das restliche Gemüse dazugeben und alles bei milder Hitze zugedeckt 10 Minuten durchdünsten. Mit Pfeffer, Paprika, Meersalz und Kräutern der Provence kräftig würzen. Die Nudeln zusammen mit etwas Meersalz in etwa 500 Milliliter kochendes Wasser geben und nach Packungsanweisung bißfest garen. Den Backofen auf 200°C vorheizen. Die Nudeln auf einem Sieb gut abtropfen lassen, dann unter das Gemüse mischen und das Ganze in eine hitzefeste Form füllen. Den Käse in Streifen schneiden und darüber verteilen. Das Gericht im Backofen auf mittlerer Schiene 10 Minuten überbacken, bis der Käse schmilzt.

Bandnudeln auf Champignons
ca. 333 kcal

50 g Vollkorn-Bandnudeln

jodiertes Meersalz

1 kleine Zwiebel

300 g frische Champignons

1 TL Butter, 2 EL Sahne (20 g)

75 ml vegetarische Gemüsebrühe

1 Meßlöffel Biobin

(pflanzliches Bindemittel)

weißer Pfeffer

2 EL feingewiegte Petersilie

Die Nudeln in etwa 500 Milliliter kochendes, leicht gesalzenes Wasser geben und nach Packungsanweisung bißfest garen. Die Zwiebel abziehen und fein würfeln, die Pilze waschen, (falls nötig) putzen, dann blättrig schneiden. In einer beschichteten Pfanne die Butter erhitzen und die Zwiebelwürfel darin glasig werden lassen. Die Pilze dazugeben und das Ganze zugedeckt bei milder Hitze 5 Minuten dünsten. Ab und zu durchrühren. Die Sahne, die Brühe und das Biobin unterrühren, das Ganze aufkochen, mit Pfeffer und Meersalz abschmecken und die Petersilie untermischen. Die Nudeln abgießen, abtropfen lassen und mit einer Gabel etwas auflockern. Die Pilze auf einen Teller geben und die Nudeln darauf anrichten.

Gemüseeintopf mit Nudeln
ca. 206 kcal

200 g Chinakohl

1 Stückchen Sellerieknolle (50 g)

1 Karotte (100 g)

1 TL Butter

500 ml vegetarische Gemüsebrühe

(aus Instantpulver)

25 g feine Vollkorn-Suppennudeln

1 EL feingewiegte Petersilie

Das Gemüse waschen und putzen. Die Chinakohlblätter in feine Streifen schneiden, den Sellerie und die Karotte schälen und fein würfeln. Die Butter in einem Topf erhitzen und das Gemüse darin unter Rühren von allen Seiten andüsten, dann mit der Brühe aufgießen. Das Ganze zum Kochen bringen und zugedeckt bei milder Hitze 10 Minuten köcheln lassen. Dann die Nudeln dazugeben und in der Brühe bißfest garen. Den Eintopf mit Pfeffer und Salz abschmecken und mit Petersilie bestreuen.

Tip

Statt Chinakohl können Sie auch Wirsing, Rosenkohl, Brokkoli oder Blumenkohl verwenden.

Bunter Nudelsalat
ca. 318 kcal

50 g Vollkorn-Nudeln (z. B. Hörnchen)

jodiertes Meersalz

1 Stück Salatgurke (ca. 100 g)

1 kleine gelbe Paprikaschote

(ca. 100 g geputzt)

2 Tomaten (150 g)

1 kleine Zwiebel

weißer Pfeffer

eine Prise Knoblauchgranulat

2 EL Schnittlauchröllchen

2 EL gerührter Magermilchjoghurt

2 EL Sahne

Die Nudeln in etwa 500 Milliliter kochendes, leicht gesalzenes Wasser geben und nach Packungsanweisung bißfest garen. Das Gemüse waschen, putzen und fein würfeln. In einer Schüssel mischen, mit Pfeffer, Knoblauch und Meersalz würzen und den Schnittlauch untermengen. Das Ganze einige Minuten durchziehen lassen, dann den Joghurt und die Sahne untermischen. Die Nudeln abgießen, abschrecken und gut abtropfen lassen. Wenn sie völlig erkaltet sind, unter die Gemüsemischung mengen. Den Salat 15 Minuten zugedeckt durchziehen lassen, dann nochmals abschmecken.

Da in der Trennkost auf Essig und essighaltige Marinaden verzichtet wird, läßt man das zerkleinerte Gemüse mit den Gewürzen etwas durchziehen, so daß sich Saft bildet. Eine weitere Säurenuance kommt vom Magermilchjoghurt.

Kartoffel-Lauch-Gratin

ca. 368 kcal

200 g Kartoffeln (möglichst kleine)

200 g zarter Lauch

1 kleine Zwiebel, 1 EL Butter

weißer Pfeffer, geriebene Muskatnuß

jodiertes Meersalz

2 EL grobgeraspelter Rahmschnittkäse

(z. B. 25 g Butterkäse mit 55 % F. i. Tr.)

1 EL feingewiegte Petersilie

Zu diesen Gerichten können Sie noch einen kleinen Salat servieren, beispielsweise Blattsalat mit Tomaten oder Radieschen. Statt mit Lauch können Sie das Gratin auch mit Zucchini, Rosenkohl oder Wirsing zubereiten.

Die Kartoffeln waschen und knapp mit Wasser bedeckt etwa 15 bis 20 Minuten garen. Den Lauch putzen, gründlich waschen, dann die Stangen in schmale Ringe schneiden, diese nochmals waschen, dann trockentupfen. Die Zwiebel abziehen und fein würfeln. In einer beschichteten Pfanne die Hälfte der Butter erhitzen und die Zwiebelwürfel sowie den Lauch darin von allen Seiten andünsten. mit Pfeffer, Muskat und Meersalz würzen. Die Kartoffeln abgießen, abschrecken und pellen. Abkühlen lassen. Den Backofen auf 200°C vorheizen. Die Kartoffeln in Scheiben schneiden und abwechselnd mit dem Lauchgemüse schräg in eine hitzefeste Form einschichten. Die restliche Butter in Flöckchen darauf verteilen und den Käse darüberstreuen. Das Ganze im Backofen auf mittlerer Stufe 15 Minuten gratinieren, bis die Oberfläche Farbe genommen hat.

Pellkartoffeln mit Kräuterquark und Salat

ca. 348 kcal

200 g Kartoffeln (möglichst kleine)

150 g Magerquark

2 EL gerührter Magermilchjoghurt

2 EL Sahne

weißer Pfeffer, jodiertes Meersalz

1 kleine Zwiebel

reichlich frische, feingewiegte Kräuter

(Dill, Schnittlauch, Petersilie)

Die Kartoffeln waschen, abbürsten und ungeschält knapp mit Wasser bedeckt je nach Größe 20 bis 25 Minuten garen. Inzwischen den Quark zusammen mit Joghurt, Sahne, Pfeffer und Meersalz verrühren. Die Zwiebel abziehen und fein würfeln, dann zusammen mit den Kräutern und der Quarkmasse mischen. Das Ganze kurz durchziehen lassen, dann abschmecken. Die Kartoffeln abgießen und zusammen mit dem Kräuterquark servieren. Nach Belieben die Kartoffeln pellen oder mit Schale verzehren.

Rösti mit Gemüse

ca. 372 kcal

200 g Kartoffeln (festkochende Sorte)

200 g Zucchini, 1 Karotte (100 g)

1 Stückchen Sellerieknolle (50 g)

1 kleine Zwiebel

2 EL Butter

weißer Pfeffer, geriebene Muskatnuß,

jodiertes Meersalz

1 EL Schnittlauchröllchen

Die Kartoffeln waschen und knapp mit Wasser bedeckt etwa 15 bis 20 Minuten garen. Sie sollen noch nicht ganz weich sein. Das Gemüse waschen und putzen. Die Karotte und das Selleriestück schälen und grob raspeln. Die Zucchini mit Schale grob raspeln. Die Zwiebel abziehen und fein würfeln. Die Hälfte der Butter in einer beschichteten Pfanne erhitzen, das Gemüse darin ausbreiten, mit Pfeffer, Muskat und Meersalz würzen und bei milder Hitze unter mehrmaligem Wenden von allen Seiten andünsten. Die Kartoffeln abgießen, abschrecken und pellen. Etwas abkühlen lassen, dann grob raspeln. Die restliche Butter zum Gemüse in die Pfanne geben, erhitzen und die Kartoffelraspel unter das Gemüse mischen. Etwas anbraten, eventuell noch einmal leicht würzen, dann die Masse mit einem Pfannenwender stückweise wenden und die Unterseite braten.

Tip

Wenn Sie die Rösti mit halbgaren Kartoffeln (siehe Rezept) zubereiten, brauchen Sie viel weniger Fett als wenn Sie rohe Kartoffeln nehmen. Braten Sie stets in beschichteten Pfannen.

Gemischter Kartoffelsalat
ca. 314 kcal

250 g kleine, festkochende Kartoffeln

(Salatkartoffeln)

1 Stück Salatgurke (200 g)

100 g Radieschen

1 kleine Zwiebel

reichlich feingewiegte Kräuter

(Schnittlauch, Dill, Kerbel)

weißer Pfeffer, jodiertes Meersalz

100 g gerührter Magermilchjoghurt

1 TL Sonnenblumenöl

Die Kartoffeln waschen und knapp mit Wasser bedeckt etwa 20 Minuten garen. Die Gurke und die Radieschen waschen und putzen. Die Gurke fein würfeln, die Radieschen in feine Stifte oder in Scheiben schneiden. Die Zwiebel abziehen und fein würfeln. Die zerkleinerten Zutaten zusammen mit den Kräutern in einer Schüssel mischen und mit Pfeffer und Meersalz würzen. Einige Minuten zugedeckt Saft ziehen lassen, dann den Joghurt und das Öl daruntermischen. Die Kartoffeln abgießen, abschrecken und pellen. Etwas abkühlen lassen, dann in Scheibchen schneiden und unter die Gurken-Kräuter-Mischung heben. Zugedeckt 15 Minuten durchziehen lassen, dann nochmals durchmischen und eventuell etwas nachwürzen.

Übriggebliebene und nicht benötigte Gurke können Sie zu einer Gurkenmaske verarbeiten: Das Gurkenstück schälen, grob raspeln und mit Magerquark zu einer gleichmäßigen Paste vermengen. Dann auf dem Gesicht verteilen.

Neutrale Mahlzeiten (mittags und abends)

Gemüseteller
ca. 292 kcal

500 g frisches oder TK-Gemüse,
zum Beispiel:

150 g Brokkoli (nur die Röschen)

100 g Kohlrabi

150 g Karotten

100 g Maiskörner (TK-Ware)

2 EL Butter, 1 kleine Zwiebel

weißer Pfeffer, jodiertes Meersalz

Verwenden Sie für frische Salate stets den Vorrat, den Sie noch im Kühlschrank haben. Deshalb geben wir auch keine feste Salatsorte vor. Alle Blattsalate haben in etwa den gleichen Kaloriengehalt (ca. 10 bis 15 kcal pro 100 g).

Das Gemüse waschen, putzen und je nach Sorte küchenfertig vorbereiten: Den Brokkoli in Röschen teilen, den Kohlrabi schälen und in kleinfingerdicke Stifte schneiden, die Karotten schälen und in Scheiben schneiden. Reichlich Wasser mit etwas Jodsalz zum Kochen bringen und das Gemüse darin nacheinander bißfest garen. Dieses jeweils mit einer Schaumkelle herausnehmen und warmstellen (Mikrowellenherd oder Backofen). Zuletzt die Maiskörner 3 Minuten garen. Die Butter in einem weiten Topf erhitzen. Die Zwiebel abziehen, sehr fein würfeln und darin glasig dünsten. Dann das Gemüse nacheinander darin schwenken und jeweils mit Pfeffer und Meersalz würzen. Das Gemüse sortenweise auf einem Teller anrichten.

Spargel mit Bündner Fleisch
ca. 334 kcal

500 g Stangenspargel

1 EL Butter

jodiertes Meersalz, weißer Pfeffer,
  geriebene Muskatnuß

1 EL feingewiegte Petersilie

50 g roher Schinken ohne Fettrand in
hauchdünnen Scheiben

Den Spargel waschen, putzen und schälen. Die Stangen auf eine einheitliche Länge schneiden, so daß sie in den Topf passen. Reichlich Wasser mit 1 Teelöffel Butter und etwas Meersalz zum Kochen bringen und den Spargel darin etwa 15 Minuten bißfest garen. Die restliche Butter in einem zweiten weiten Topf schmelzen. Den Spargel mit einer Schaumkelle aus dem Kochwasser nehmen, etwas abtropfen lassen, dann in der zerlassenen Butter wenden und mit Pfeffer, Muskat und Meersalz leicht würzen. Auf einen Teller legen, mit Petersilie bestreuen und mit den Schinkenscheiben hübsch anrichten.

Tip

Sie können natürlich auch grünen Spargel verwenden. Er braucht nicht geschält werden (höchstens nur die unteren Stücke) und schmeckt herzhafter als weißer Spargel.

Salat mit Artischockenherzen und Oliven

ca. 310 kcal

50 g Blattsalat (Kopfsalat, Römersalat, Friseesalat, Feldsalat)

150 g Salatgurke

150 g kleine Tomaten

1 kleine Zwiebel

75 g Artischockenherzen (aus der Dose)

25 g schwarze Oliven

1 kleine Knoblauchzehe

1 EL Molkosan (vergorenes Molkenkonzentrat)

weißer Pfeffer, jodiertes Meersalz

2 EL feingewiegter Dill

1 EL Olivenöl

Den Blattsalat waschen, putzen, trockenschleudern und in mundgerechte Stücke zerpflücken. Die Gurke und die Tomaten waschen. Die Gurke schälen und in feine Scheiben schneiden, die Tomate putzen und ebenfalls in Scheiben schneiden. Die Zwiebel abziehen und in dünne Ringe schneiden. Die Artischockenherzen abtropfen lassen. Den Blattsalat auf einem großem Teller verteilen, darauf die anderen Gemüsesorten anrichten, die Oliven darüber verteilen. Die Knoblauchzehe abziehen und durch eine Presse drücken, mit Molkosan, Pfeffer, Meersalz, Dill und Öl verrühren und die Sauce über dem angerichteten Salat verteilen.

Gemischter Paprikasalat mit Feta

ca. 345 kcal

50 g Blattsalat, 1 kleine Zwiebel

1 Paprikaschote (150 g geputzt)

50 g Artischockenherzen aus der Dose

1 (100 g) Zucchino

2 EL (50 g) Maiskörner (TK-Ware)

1 TL Butter

weißer Pfeffer, Knoblauchgranulat

jodiertes Meersalz

2 EL feingewiegte Petersilie

1 EL Molkosan (Molkenkonzentrat)

1 TL Olivenöl

50 g Feta (Schafkäse, 40 % F. i. Tr.)

Den Blattsalat waschen, putzen und in mundgerechte Stücke pflücken. Eine Salatschüssel damit auslegen. Die Zwiebel abziehen und in Ringe schneiden. Die Paprikaschote waschen, putzen und in kleine Würfel schneiden. Die Artischockenherzen abtropfen lassen. Den Zucchino waschen, putzen, fein würfeln und zusammen mit dem Mais in der Butter andünsten, etwas abkühlen lassen. Mit Pfeffer, Knoblauch und Meersalz würzen, die Petersilie und das Molkosan unterrühren und zuletzt das Öl darunterschlagen. Das Salatgemüse auf dem Blattsalat verteilen. Das Dressing über die Salatgemüse träufeln, den Feta in kleine Würfel schneiden und darüberstreuen.
Carlsson, Trenn kost

Die angebrochene Dose Artischockenherzen können Sie leicht für alle möglichen anderen Salate aufbrauchen, denn sie passen im Grunde zu den meisten Salatgemüsen (Blattsalate, Tomaten, Paprika, Mais und andere).

Rezeptverzeichnis